Benedikt Sauter

# Messen, Steuern und Regeln mit USB

FRANZIS
PC+ELEKTRONIK

Benedikt Sauter

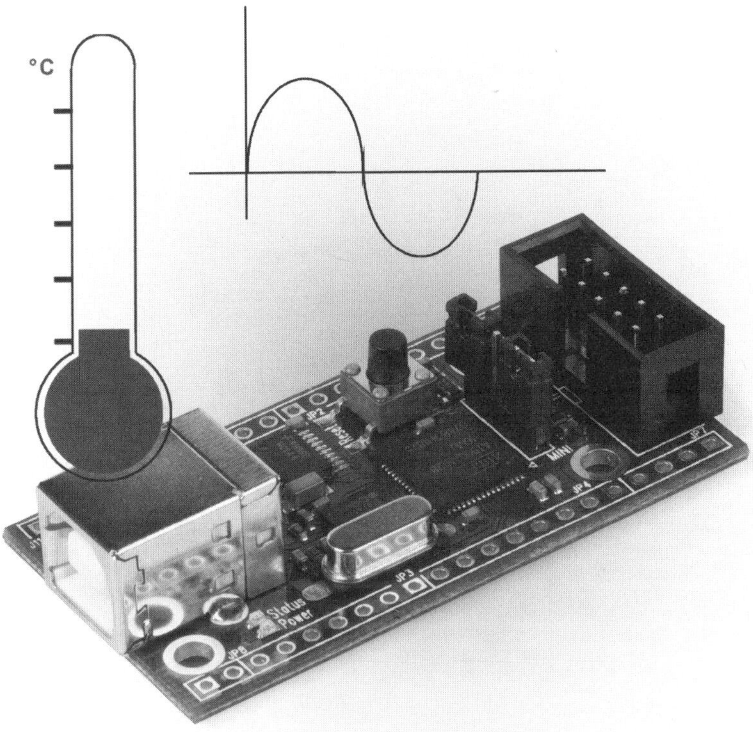


# Messen, Steuern und Regeln mit USB

Mit 94 Abbildungen

**Bibliografische Information der Deutschen Bibliothek**
Die Deutsche Bibliothek verzeichnet diese Publikation in der Deutschen Nationalbibliografie;
detaillierte Daten sind im Internet über **http://dnb.ddb.de** abrufbar.

Hinweis
Alle Angaben in diesem Buch wurden vom Autor mit größter Sorgfalt erarbeitet bzw. zusammengestellt und unter Einschaltung wirksamer Kontrollmaßnahmen reproduziert. Trotzdem sind Fehler nicht ganz auszuschließen. Der Verlag und der Autor sehen sich deshalb gezwungen, darauf hinzuweisen, dass sie weder eine Garantie noch die juristische Verantwortung oder irgendeine Haftung für Folgen, die auf fehlerhafte Angaben zurückgehen, übernehmen können. Für die Mitteilung etwaiger Fehler sind Verlag und Autor jederzeit dankbar.Internetadressen oder Versionsnummern stellen den bei Redaktionsschluss verfügbaren Informationsstand dar. Verlag und Autor übernehmen keinerlei Verantwortung oder Haftung für Veränderungen, die sich aus nicht von ihnen zu vertretenden Umständen ergeben. Evtl. beigefügte oder zum Download angebotene Dateien und Informationen dienen ausschließlich der nicht gewerblichen Nutzung. Eine gewerbliche Nutzung ist nur mit Zustimmung des Lizenzinhabers möglich.



**Satz:** Fotosatz Pfeifer, 82166 Gräfelfing
**art & design:** www.ideehoch2.de
**Druck:** Bercker, 47623 Kevelaer
Printed in Germany

**ISBN** 978-3-7723-**5878-4**

# Vorwort

Die Beantwortung der Frage – wie funktioniert ein Computer? – war meine ursprüngliche Motivation, immer tiefer in die Welt der Prozessoren, Betriebssysteme, Schnittstellen und digitalen Schaltungen einzutauchen. Gestartet habe ich meine Reise im Alter von elf Jahren mit einem alten C64er, an den ich ab und zu in meiner Freizeit durfte. Die Funktion eines Computers faszinierte mich von Anfang an. Schritt für Schritt näherte ich mich dem Ziel. Wie kann es sein, dass der Bildschirm genau das zum richtigen Zeitpunkt anzeigt, was man von seinem Programm erwartet?

Dank vieler investierter Stunden in meiner Freizeit und meinem Informatikstudium kam ich durch viele Basteleien und Programmierungen dem Thema immer näher. USB war dabei in den letzten Jahren eine Technologie, die mich einiges über Busstrukturen und Embedded-Systeme gelehrt hat. Die Spezifikation der USB-Schnittstelle spannt sich wie ein umfassendes Netz über viele Disziplinen der Informatik und E-Technik. Aus diesem Grund und vielen weiteren Gründen macht es mir noch heute Spaß, unbekannte Verfahren der USB-Schnittstelle zu erforschen.

In diesem Sinne hoffe ich, dass mit diesem Buch die Thematik USB zum Messen, Steuern und Regeln vermittelt werden kann. Als weiteres Ziel möchte ich Lesern das Betriebssystem GNU/Linux für diese Aufgabe näherbringen, denn es schadet nie, mal in das „fremde Lager“ neben Windows zu schauen. Neben GNU/Linux werden alle Programme und Versuche ebenfalls unter Windows demonstriert.

Sie sollten einen Blick auf die Webseite zum Buch werfen. Unter: *http://www.embedded-projects.net/msr* finden Sie die letzten Änderungen und aktuellen Updates zu den Beispielen in diesem Buch.

Alle Preise in diesem Buch sind ohne Gewähr. Bitte beachten Sie, dass es sich bei vielen Produktnamen und Unternehmen um eingetragene Warenzeichen handelt.

Mein größter Dank gilt meiner Frau Claudia – ohne sie würden all die vielen Projekte nie funktionieren.

Vielen Dank an alle, die direkt oder indirekt an diesem Buch mitgewirkt haben: Prof. Dr. rer. nat. Hubert Högl (Hochschule Augsburg), Prof. Dr. rer. nat. Ignaz Eisele (Universität der Bundeswehr München), Dipl.-Ing. Siegfried Wilhelm (Net of Trust – Solution GmbH) und Michael Hartmann (embedded projects GmbH).

# Inhaltsverzeichnis

# 1 Einführung

USB – Universal Serial Bus – ist über die letzten Jahre hinweg zum De-facto-Standard für Computerperipherie geworden. Verantwortlich dafür war das USB-Konsortium, welches 1996 die Normen und Protokolle für den Bus und die Schnittstelle definiert hat. Einfachheit bei der Installation bzw. bei der Inbetriebnahme und ein eindeutiges Steckersystem für eine intuitive Bedienung für USB waren die Ziele, die USB noch heute bei Benutzern so beliebt machen.

Und dennoch hat jede Medaille auch ihre Kehrseite. Möchte man kein Standard-USB-Gerät wie Drucker, Scanner oder Tastatur verwenden, sondern eine einfache Schaltung für Messungen, Steuerungen oder Regelungen, wird man sofort mit der technischen Seite von USB konfrontiert, die nun bei Weitem nicht so intuitiv und unproblematisch wie die Bedienung ist. Als Neuling hat man beim Einstieg in USB bereits unzählige Hürden zu überwinden, denn es ist kompliziert, die notwendigen Informationen aus der Literatur zu extrahieren, die es ermöglichen, mit USB ebenso einfach – wie z. B. von RS232 aus – Daten auszutauschen.

Um den Einstieg besser zu ermöglichen, sollen in diesem Buch viele wichtige Fragen geklärt werden. Wie kann beispielsweise USB in eine eigene Anwendung zum Messen, Steuern oder Regeln integriert werden? Gezeigt wird dies anhand bestehender USB-Schaltungen, die man als Anwender ohne großen technischen Aufwand einsetzen kann. Es geht in diesem Buch nicht darum zu beschreiben, wie ein USB-Gerät entwickelt werden kann, sondern wie bestehende USB-Schaltungen angewendet werden können.

Das Buch startet trotzdem mit einer Einführung in ein einfaches USB-Modell, denn der Einstieg in die Technologie für den USB-Anfänger ist einfacher und klarer, wenn man prinzipiell weiß, wie die Grundlagen und Standardmechanismen von USB funktionieren. Zusätzlich werden dem Leser anhand einfacher Beispiele die USB-Struktur und der Jargon verdeutlicht, was sich vor allem in späterem Teilen, welche sich mit dem Zugriff auf eigene USB-Geräte befassen, als sehr nützlich erweist. Mit angelesenem Wissen kann man sich so einfacher und schneller in Bibliotheken und Anwendungen von USB-Schaltungen einarbeiten.

Zur Zeit der Drucklegung dieses Buchs ist die Windowsversion der im Buch verwendeten Software *libusb* für Win98SE, WinME, Win2k und WinXP verfügbar.

**Achtung:** Eine Installation unter neueren Betriebssystemen kann zu schwerwiegenden Fehlern führen (Bluescreen und Ausfall sämtlicher USB-Geräte, das heißt, der Computer ist nicht mehr funktionsfähig). Die Installationsroutine befindet sich nicht auf der CD, um mögliche unbedachte Fehler zu vermeiden. Die aktuelle Version der Software kann von der Projektseite im Internet http://libusb-win32.sourceforge.net/ heruntergeladen werden. Bitte beachten Sie zuvor die Hinweise für die einzelnen Betriebssysteme!

# 2 Evolution der seriellen Schnittstelle RS232 zum USB-Interface

USB ist die Standardschnittstelle zum Verbinden externer Geräte mit einem Computer. Die USB-Schnittstelle zeichnet sich durch schnelle Übertragungsraten, flexible Kommunikationskanäle und eine integrierte Stromversorgung aus. Doch obwohl USB seit 1996 existiert, findet man immer noch sehr selten USB-Lösungen für einfache MSR-Aufgaben im Einsatz (Messen, Steuern, Regeln). Für kleine Anwendungen wird auf eine einfache – per RS232 ansteuerbare – Lösung zurückgegriffen.

Es stellt sich also die Frage: Warum hat es die USB-Schnittstelle bis heute nicht geschafft, RS232 auch in diesem Aufgabengebiet abzulösen? Sucht man die Ursachen, findet man schnell ein Problem: Die Einstiegshürde für die USB-Schnittstelle ist wesentlich höher als beispielsweise die für RS232. Jeder, der bereits versucht hat, sich in USB einzuarbeiten, kann dies wahrscheinlich bestätigen. Der Großteil der Literatur widmet sich direkt den internen Strukturen und Komponenten des USB-Protokolls. Für den reinen Anwender ist das Informationsangebot viel zu groß. Selten werden die wichtigen Fakten klar dargestellt und beschrieben. Aus diesem Grund sollen hier die elementaren Informationen so aufgezeigt werden, dass sie richtig zu verstehen sind. Man könnte es mit dem folgenden Beispiel vergleichen: Möchte man eine Netzwerkanwendung entwickeln, um einen eigenen Dienst anbieten zu können oder gar nur eine Internetseite über einen Webserver öffentlich zugänglich zu machen, interessiert es wenig, wie das Netzwerkprotokoll TCP[1] das Handshake (Mittel für die Flusskontrolle) genau realisiert. Man würde nie auf die Idee kommen, sich das Datenblatt der Netzwerkkarte herunterzuladen und genauestens zu studieren. Üblich wäre es, sich die Dokumentation des Betriebssystems, der Anwendung oder eines Netzwerkstacks zu besorgen, um dort die notwendigen Informationen zu bekommen. Aber sicherlich würde man nicht die Spezifikation der einzelnen Pakete des TCP-Protokolls studieren.

Die Architektur des Internetnetzwerks ermöglicht genau diese einfache Betrachtungsweise. Die beteiligten Hard- und Softwarekomponenten haben eindeutige Aufgaben auf genau definierten Abstraktionsgraden. Hierfür wurde 1979 ein Modell, das OSI-Modell (7 Ebenen vom Kabel, dem physikalischen Medium, bis zur Software auf der Anwendungsseite wie dem Browser oder E-Mail-Programm), definiert

[1] Verbindungsorientiertes Protokoll zum Übertragen von Daten im Internet

und 1983 standardisiert. Möchte man beispielsweise eine Anwendung entwickeln, die E-Mails versendet, kann direkt mit den Mail-Funktionen aus der Ebene 7 gearbeitet werden. Man muss sich nicht um die Erzeugung des Bitstreams auf dem Ethernetkabel kümmern, da dies im Zusammenspiel mit den Schichten 6 bis 1 funktioniert (siehe *Abb. 1*). Und genau hier liegt der wesentliche Unterschied zwischen RS232 und USB. USB ist wie ein klassisches Internetnetzwerk ein Bus (siehe *Abb. 2*). In einem Bus gibt es meist mehrere Teilnehmer, die über eine Adresse erreichbar sind. Eine klassische RS232-Schnittstelle ist jedoch eine 1:1-Verbindung mit einem Kabel (siehe *Abb. 3*) und somit alles andere als ein Bus. Ebenso sind die Strukturen von Bussystemen (ISDN, Ethernet etc.) meist wesentlich komplexer als einfache 1:1-Kommunikationskanäle. Trotz dieser Komplexität der internen Strukturen eines Busses wird eine einfache Zugriffsmöglichkeit über APIs und Bibliotheken ermöglicht. Diese bewegen sich oft auf einer Ebene, auf der man direkt die Adresse des Zielteilnehmers und die zu übertragenden Daten angeben kann. Wie die Daten anschließend in einzelne Pakete zerteilt und über das Internet geroutet werden, ist völlig unwichtig und unabhängig von diesem Aufruf.

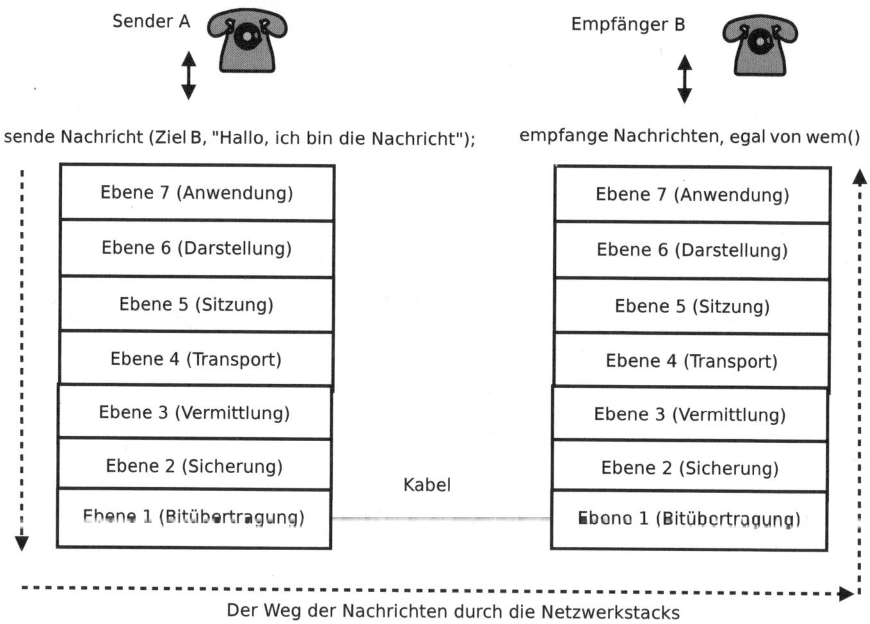


**Abb. 1:** OSI-Modell

Der Blickwinkel, aus dem USB aus Anwendersicht in diesem Buch betrachtet werden soll, entspricht genau diesem Prinzip. USB ist ein Bus, an welchem Teilnehmer angebunden sind, zu denen mithilfe einer Adresse Daten gesendet werden können. Da die Übertragung und die internen Strukturen verhältnismäßig komplex sind, gibt es einfache Bibliotheken für den Zugriff auf Teilnehmer an diesem Bus. Für den reinen Anwendungsfall von USB ist es völlig ausreichend zu wissen, wie man vom Computer und von einem USB-Gerät aus USB-Nachrichten verschickt und empfängt. Es werden keine Informationen darüber benötigt, wie USB eine Nachricht intern versendet oder was genau bei einem Übertragungsfehler passiert.

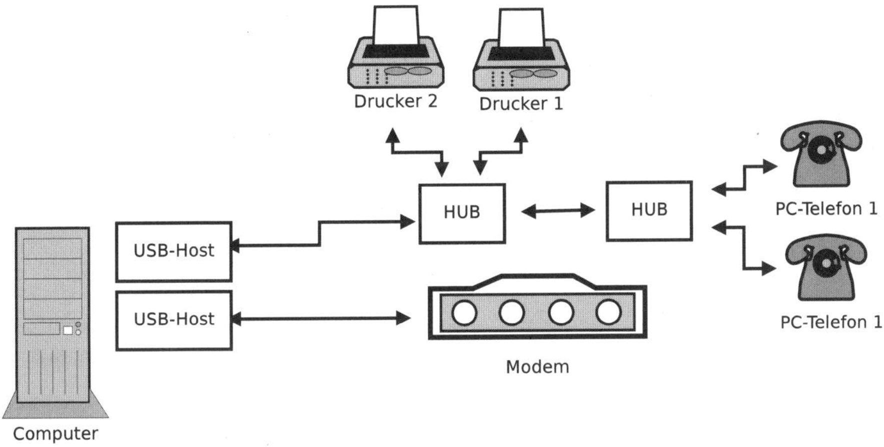


**Abb. 2:** Verkabelung USB

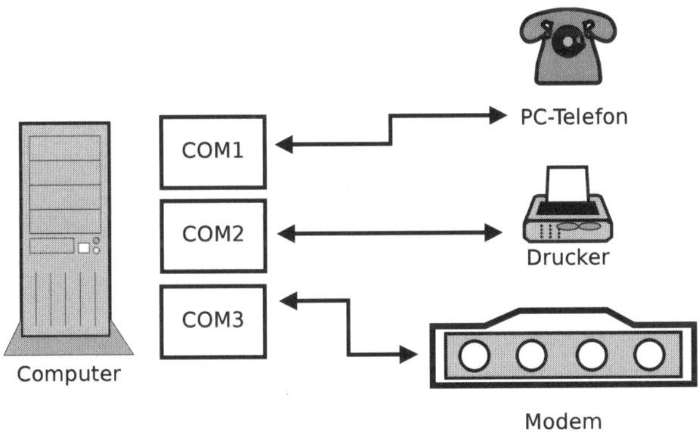


**Abb. 3:** Verkabelung RS232

Alle diese Verwaltungsaufgaben erledigt das Betriebssystem gemeinsam mit den USB-Schnittstellen der angeschlossenen Geräte ohne zusätzliches Eingreifen vom Anwender. Bewusst wird daher in diesem Buch kein einziges USB-Paket, kein Standard-Request oder Ähnliches erwähnt. Dies ist völlig unwichtig, selbst wenn man ein eigenes USB-Gerät bauen will, solange man auf der richtigen Ebene beginnt. Bildlich gesprochen: Wenn man eine Webseite programmieren möchte, beginnt man ja auch nicht, die Register der Netzwerkkarte zu studieren.

Gerne spricht man allgemein von USB als dem Nachfolger von RS232. Für den Einstieg als Entwickler oder Anwender ist diese Aussage jedoch sehr verwirrend. Der Unterschied der beiden Schnittstellen ist wie der zwischen Tag und Nacht. Diese Aussage werden Sie mir hoffentlich nach dem ersten Arbeiten mit USB bestätigen. Dennoch ist im Folgenden RS232 als didaktisches Mittel zum Einstieg in die USB-Technologie gewählt worden.

## 2.1 USB im Vergleich zur RS232-Schnittstelle

Zu Beginn ist es wichtig zu wissen, dass eine USB-Schnittstelle kein typisches Aussehen wie zum Beispiel eine Schnittstelle vom Typ RS232 hat. Rein physikalisch gibt es verschiedene USB-Stecker, die man sicherlich schon öfter gesehen hat. USB-Kabel und USB-Hubs zeigen ebenfalls, wie eine USB-Schnittstelle aussieht. Es ist vielleicht bekannt, dass sich in einem USB-Kabel vier Leitungen befinden. Doch trotzdem ist die eben gemachte Aussage korrekt: Eine USB-Schnittstelle hat kein typisches Aussehen.

Gemeint ist Folgendes: Die Anschlussbelegung entspricht bei RS232 immer dem Weg der Daten zum Empfänger. Bei einer RS232-Verbindung gibt es immer mindestens eine TX- und RX-Leitung (neben weiteren Leitungen wie CTS, RTS etc.). Die TX-Leitung ist ausschließlich dazu da, Daten zu versenden, die RX-Leitung, um Daten zu empfangen. Abhängig von der Verbindung der Leitungen mit dem Empfänger ist es möglich, Daten zu senden oder zu empfangen. Oft wird auch ein sogenanntes Null-Modem-Kabel benötigt (Kreuzung der Leitungen TX und RX). Zum Beispiel ist die TX-Leitung vom Computer ausgehend (dort werden Daten vom Computer zum Gerät gesendet) mit der RX-Leitung vom Gerät (dort können Daten empfangen werden) verbunden. Durch die physikalische Verbindung können die Datenströme richtig verteilt werden.

Eine derartige Verbindungsregel gibt es bei USB nicht. Hier sind die Anschlussbelegung und die Verbindung der Leitungen nicht die eindeutige Kommunikationsstrecke: Es gibt zwar zwei Leitungen, die als D+ und D- bezeichnet werden, hierüber werden jedoch Pakete des USB-Protokolls aller Teilnehmer versendet und nicht nur direkte Daten „für den einen Empfänger", der sich am Ende des Kabels befindet. Würde man auf den Datenleitungen von USB mitlesen, könnte man die Daten nicht direkt – wie beispielsweise bei RS232 – sehen, da sie in Pakete gekapselt, mit Paketen von anderen Teilnehmern gemischt und codiert über die Leitungen übertragen werden.

USB ist ein Bus. Alle sich am physikalischen Bus befindenden Teilnehmer erhalten die gleichen Daten und können anhand von Adressen erkennen, ob diese für sie bestimmt waren.

**Eine klassische und eine erweiterte RS232-Anwendung**

Betrachten wir im nächsten Schritt ein Beispiel aus der Praxis. Wie würde eine Soundkarte als RS232-Lösung aussehen? In *Abb. 4* ist eine mögliche Lösung skizziert. Vom Computer aus werden Audiodaten und Steuersignale über das RS232-Kabel an den UART-Baustein der Soundkarte gesendet. Entsprechend einer Logik, welche die empfangenen Daten auswertet, werden die Kommandos dem Steuerregister und die Audiodaten dem DA-Wandler weitergegeben. Folgt eine Antwort auf einen Befehl an das Steuerregister für den Computer, wird von der Logik eine Nachricht (basierend auf den Inhalten des Statusregisters) erzeugt und mit UART zurück an den Computer gesendet.

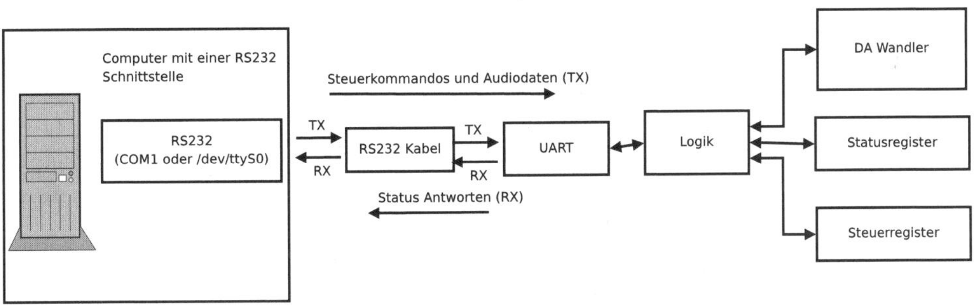


**Abb. 4:** Einfache RS232-Lösung

Indirekt haben wir soeben auch ein Ebenenmodell – bekannt aus der Netzwerkwelt – aufgebaut. In bereits erwähntem OSI-Netzwerkmodell ist Ebene 1 das physikalische Medium, sprich das Kabel. Angelehnt an diese Nummerierung sieht unser Modell wie in *Abb. 5* dargestellt aus.

Auf der Computerseite genügen für die erfolgreiche Kommunikation im Wesentlichen zwei Funktionen – die Sende- und die Empfangsfunktion. Wurde die Verbindung zuvor erfolgreich geöffnet und konfiguriert (Baudrate, Parität etc.), kann direkt mit dem Gerät kommuniziert werden. Jede Ebene aufseiten des Computers hat ein Pendant im Gerät, das für die gleichen Aufgaben zuständig, jedoch abhängig vom Umfeld unterschiedlich realisiert ist. Beispielsweise ist Ebene 4 im Gerät nicht für den Zugriff, ausgehend von einem Computerprogramm, sondern für interne Hardwarekomponenten, wie beispielsweise Mikrocontroller oder Logikschaltungen, zuständig.

Beim Gebrauch von RS232 kommt man meist nur mit der obersten Schicht „Ebene 4 (Zugriffsfunktionen)“ aufseiten des Computers und häufig unvermeidbar mit „Ebene 1“ dem typischen RS232-Kabel in Kontakt. Alles zwischen diesen Ebenen ist eventuell bekannt, jedoch beim Arbeiten oder auch beim reinen Anwendungsfall (wenn z. B. ein UART-Baustein an die Mikrocontrolleranwendung angebunden werden soll) mit der RS232-Schnittstelle völlig unwichtig.

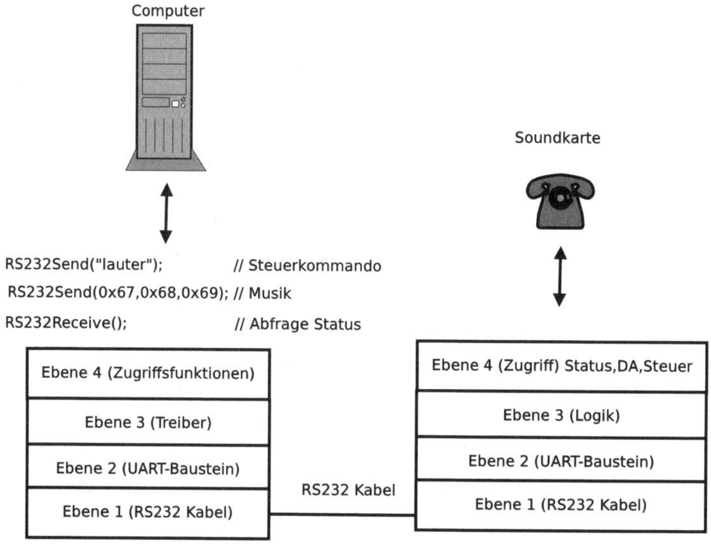


**Abb. 5:** Ebenen einer einfachen RS232-Lösung

Zurück zur Soundkarte von oben: Diese klassische Standard-RS232-Lösung (Kommunikation per RS232 zwischen PC und Gerät) wurde bestimmt schon von Vielen verwirklicht. Lassen Sie uns an dieser Stelle das Beispiel weiterentwickeln. Es soll eine strikte Trennung der Datenflüsse realisiert werden. Problematisch bei der Soundkarten-Lösung ist, dass auf Anwendungsseite zu oft Statusmeldungen abgefragt werden könnten und als Folge dessen die Audioausgabe zu stocken beginnt. Die variierende Geschwindigkeit lässt die Ausgabe unbrauchbar werden. Es ist kein wirklicher Hörgenuss, wenn ein hübsches klassisches Stück teilweise zu schnell und anschließend zu langsam abgespielt wird.

Eine bessere Lösung könnte *Abb. 6* sein.

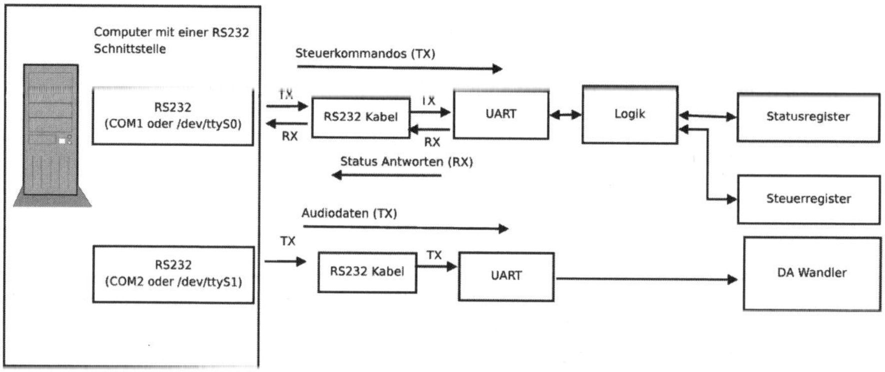


**Abb. 6:** Bessere RS232-Lösung

Betrachten wir zunächst die Kommunikationskanäle (Datenaustausch) der ersten Lösung. Hier gibt es eine Leitung, die Daten vom Computer zur Soundkarte transportiert (TX), und eine andere, welche die Antworten vom Gerät wieder zum Computer überträgt (RX). Und genau hier liegt das Problem für unsere variable Abspielgeschwindigkeit. Es gibt keine Möglichkeit, bestimmte Daten priorisiert auf der TX-Leitung zu behandeln. Was der Anwender absendet, muss sofort übertragen werden. Ruft er die Statusmeldungen zu oft ab, hat die RS232-Schnittstelle keinen Mechanismus, um die Bandbreite besser zu regulieren.

Um RS232 dennoch für solche Aufgabe nutzen zu können, bräuchte man auf der Computerseite eine zusätzliche TX Leitung, welche dazu dient, ausschließlich Audiodaten an die Soundkarte zu übertragen. Die bestehenden TX- und RX-Leitungen können weiterhin für Steuer- und Statusmeldungen dienen, ohne den Hauptdatenstrom zu beeinflussen. Durch diese Trennung wird der Audiostream nie durch andere Daten gestört. Schließlich brauchen wir noch beidseitig zwei RS232-Schnittstellen, um auf die benötigte Anzahl von RX- und TX-Leitungen zu kommen. Wichtig dabei ist außerdem, dass immer die richtigen TX- und RX-Leitungen der seriellen Schnittstellen miteinander verbunden werden.

Mit dieser Lösung ergibt sich ein weiterer Vorteil. Da die Daten für den DA-Wandler (Digital-Analog-Wandler) nun direkt ohne zusätzliche Zwischenbearbeitung vom PC zum Wandlerbaustein übertragen werden können, spart man sich durch diese etwas aufwendigere Schnittstelle wertvolle Prozessorzeit im Gerät (normalerweise trennt der Prozessor den Datenstrom vorab – Steuer- und Datenkommandos werden extra behandelt).

Abgeleitet aus *Abb. 6* kann ein Ebenendiagramm wie in *Abb. 7* erstellt werden.

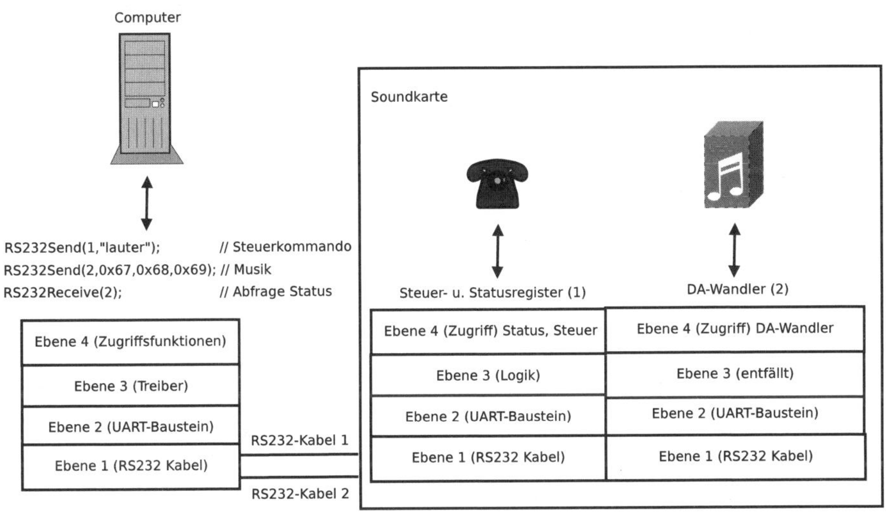


**Abb. 7:** Ebenen bessere RS232-Lösung

In *Abb. 7* ändert sich auf der Zugriffsseite (Ebene 4 beim Computer) nur der Aufruf der Funktion RS232Send. Abhängig davon, ob Steuerkommandos oder Audiodaten übertragen werden sollen, muss entweder die Schnittstelle 1 oder 2 angegeben werden. In unserem Beispiel ist COM1 oder /dev/ttyS0 (In Windows werden die Schnittstellen als COM1, COM2 etc bezeichnet. In GNU/Linux entsprechend /dev/ttyS0, /dev/ttyS1, etc.) für Steuer- und Statuskommandos und COM2 bzw. /dev/ttyS1 für Audiodaten gedacht. Für viele Geräte kann man eine ähnliche RS232-Verbindungsstruktur nachbauen. Am Ende würde sie aber niemand nutzen wollen, denn es würde immer mehr als eine RS232-Schnittstelle – wenn überhaupt vorhanden – blockiert werden. Außerdem müsste man immer darauf achten, dass genau die richtigen Leitungen vom Computer aus mit dem Gerät verbunden werden.

An dieser Stelle muss ein neueres, moderneres Konzept her, eine Schnittstelle mit folgenden Eigenschaften:

- Trennung von Datenströmen
- Automatische Fehlerkorrektur
- Integrierte Stromversorgung
- Ressourcenschonung (kein Interrupt pro Gerät)
- Verschiedene Transferarten für verschiedene Qualitätsanforderungen

Die Trennung von Datenströmen ermöglicht eine mehrfache und unbeeinflusste Übertragung. Mit einer Fehlerkorrektur auf dem Übertragungsmedium sinkt die Komplexität in der eigenen Anwendung. Durch eine integrierte Stromversorgung kann bei vielen Geräten auf ein externes Steckernetzteil verzichtet werden. Ein ressourcenschonender Einsatz im Computer öffnet die Grenzen für eine wesentlich höhere Anzahl anschließbarer Geräte (kein Interrupt und fester Adressbereich pro Gerät). Und zu guter Letzt sollten verschiedene Transferarten abhängig für verschiedenste Qualitätsanforderungen angeboten werden.

An dieser Stelle können wir endlich einen Blick auf die USB-Schnittstelle wagen.

## 2.2 USB-Schnittstelle als Ersatz für RS232-Lösungen

Im Folgenden wird ein echtes USB-Szenario vorgestellt. Wichtig an dieser Stelle ist, dass wir nicht in die USB-Technologie und deren Fachwörter abdriften, denn dann verliert man schnell den Faden. Wir behalten die beiden soeben vorgestellten Lösungen im Hinterkopf. Es ergeben sich nun folgende Änderungen, wenn wir von USB sprechen: Die TX- und RX-Leitungen nennen wir ab sofort Endpunkte. Dies ist in der USB-Spezifikation der offizielle Name für einzelne Datenübertragungskanäle. Ein Endpunkt lässt sich bildlich genauso vorstellen wie eine Leitung bei RS232. Jeder Endpunkt hat auch wie die TX- und RX-Leitung bei RS232 eine fest definierte Richtung. Es gibt zwei Datenrichtungen – eine für ausgehende Daten, das ist ein sogenannter OUT-Endpunkt, und einer für eingehende Daten, der IN-Endpunkt. Wie ein Endpunkt in der Realität aussieht, ist im Moment unwichtig. Fakt ist, dass Daten direkt – wie bei RS232 mit TX und RX zum Gerät – transportiert und abgeholt werden können. Betrachten wir also USB auf die gleiche Art und Weise wie zuvor RS232 (siehe *Abb. 8*).

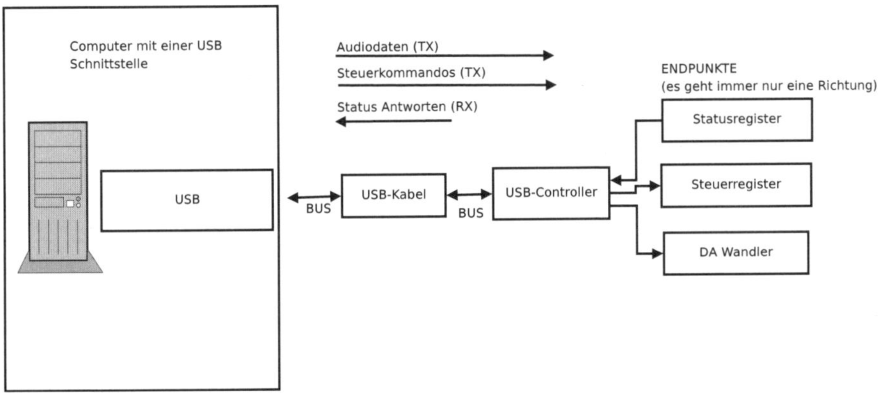


**Abb. 8:** USB-Lösung

Die Struktur der Schaltung ist ähnlich wie die der ersten einfachen RS232-Lösung (*Abb. 4* ). Der große Unterschied besteht jedoch darin, dass sich zwischen dem Computer und dem USB-Gerät nicht nur eine Leitung befindet, auf der seriell die Kommandos und Daten übertragen werden, sondern ein Bus – USB. Auf dem Bus können abhängig von verschiedenen Prioritäten mehrere Daten übertragen werden. Dadurch kann es nie sein, dass der Datenstrom für den DA-Wandler beeinflusst wird, wenn beispielsweise das Statusregister zu oft gelesen wird.

Daten, die vom PC aus versendet werden, liegen direkt in dem entsprechenden Endpunkt. Von hier aus kann die Verarbeitung mithilfe weiterer Hardware bequem und unabhängig von der USB-Übertragung gestartet werden. Daten werden auch für den lesenden Zugriff vom PC aus direkt und zeitlich parallel aus einem Endpunkt geholt. Der Endpunkt könnte vielleicht ein Statusregister eines im Gerät befindlichen Bausteins widerspiegeln.

Ein USB-Gerät kann bis zu 31 Endpunkte haben. Da USB jedoch ein Bus ist, bedeutet dies nicht, wie bei RS232, dass man 31 Kabel ziehen muss. Die Endpunkte können alle über die beiden D+- und D-Leitungen angesprochen werden. Im Endeffekt ist es so, dass jede Nachricht auf dem Bus vom Gerät nicht nur die Empfängeradresse erhalten muss, sondern immer das Duo Empfängeradresse und Endpunkt, für das die Daten bestimmt sind. Endpunkte in einem Gerät haben eindeutige Adressen.

Man sieht, dass prinzipiell die gleiche Aufteilung der Aufgaben auf die einzelnen Ebenen (siehe *Abb. 9*) entfallen. Das Wichtigste ist die Änderung in Ebene 4 auf der Computerseite: Es gibt jetzt den Parameter Endpunkt.

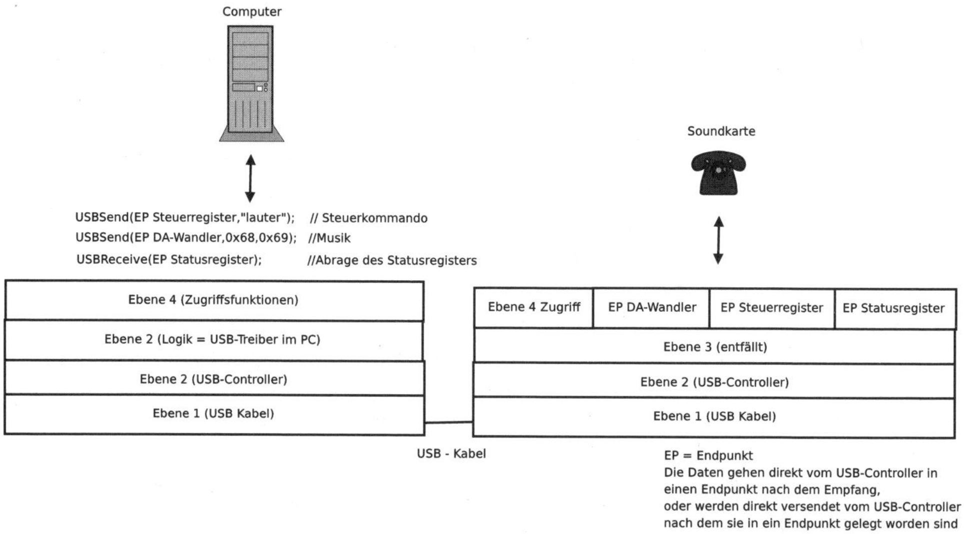


**Abb. 9:** Ebenen USB-Lösung

Der Parameter *Endpunkt* gibt für die USB-Sende-Empfangsfunktion an, welcher Datenkanal gemeint ist. Das Gerät hat drei Endpunkte: DA-Wandler (Digital-Analog-Wandler), Steuerregister und Statusregister.

Wie die Schichten zwischen Ebene 1 und 4 aussehen, ist hier genauso gleichgültig wie bei RS232. Wichtig ist Folgendes: USB-Sendefunktionen können Daten direkt an einen Endpunkt eines Geräts senden. Mit USB-Empfangsfunktionen können Daten von einem Gerät gelesen werden.

Auf das absolut Notwendigste minimiert, spiegelt das Beispiel eine typische USB-Kommunikation wider. Der wesentliche Unterschied sind die Endpunkte. Ein Gerät kann sozusagen über die Anzahl der Endpunkte unterschiedlichste Pin-Anzahlen auf dem Stecker realisieren. Es ist klar, dass dies nur ein essenzieller Grundstein der Kommunikation ist und dieses Konzept viele weitere Mechanismen intelligent erweitert.

Beispielsweise sind in jeder USB-Schnittstelle eines USB-Geräts all diese Informationen über die Anzahl der Endpunkte und vieles mehr in einem internen Festspeicher abgelegt. Der Computer kann diese Informationen immer abfragen. Dadurch ist echtes Plug-and-Play möglich. Ebenso gibt es Möglichkeiten, um die Bandbreite des Busses ideal für die aktuelle Umgebung zu skalieren. Doch auf diese und viele weitere Informationen stößt man automatisch, wenn man sich tiefer mit der USB-Schnittstelle beschäftigt. In diesem Buch soll jedoch genau auf diese Vielfalt an verschiedensten Techniken und Spezifikationen verzichtet werden.

Um den interessierten Leser dennoch nicht alleine dastehen zu lassen, gibt es ein Ergänzungskapitel, in dem auf die verschiedensten USB-Themen hingewiesen wird.

## 2.3 Unterschied für den Anwender zwischen USB und RS232

Die wesentlichen Unterschiede für den Anwender liegen in der internen Struktur des Schnittstellenbausteins und dem Zugriff vom Computer aus. Aus diesem Grund sollen die folgenden Seiten nochmals gebündelt die wichtigsten Eigenschaften zusammenfassen, um einen einfachen und effektiven Einstieg in USB zu ermöglichen.

**Struktur RS232-Gerät und USB-Gerät**

Die Übersichten in *Abb. 10* und *Abb. 11* von RS232 und USB im Peripheriegerät aus dem Blickwinkel, wie die Daten und Steuerkommandos vom Computer bis zu den anzusteuernden Komponenten wie Sensoren, Aktoren oder Speicher fließen, sind erstaunlicherweise doch sehr ähnlich.

Der große Unterschied ist die Schnittstellenlogik, welche die Datenströme auswertet und schließlich dem Computer oder der Hardwareseite anbietet. Für den Anwendungsentwickler ändern sich nur die Adressierung und die Anzahl der internen Speicher (bzw. Endpunkte) im Schnittstellenbaustein (zweites Rechteck jeweils in *Abb. 10* und *11*).

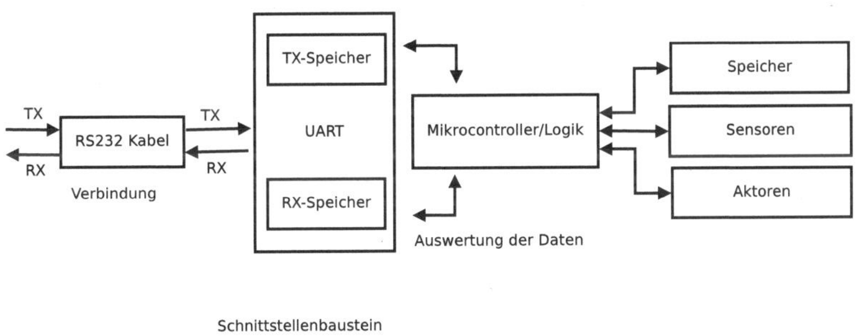


**Abb. 10:** Blockschaltbild RS232-Gerät

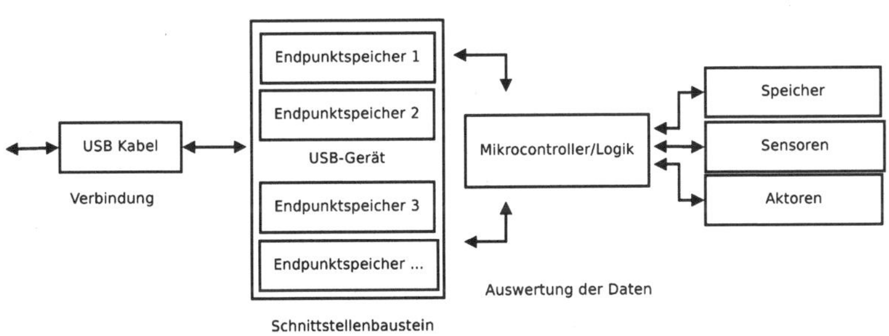


**Abb. 11:** Blockschaltbild USB-Gerät

### Sende- und Empfangsfunktionen (virtuelle Verbindung)

Folgender Pseudoquelltext veranschaulicht das Prinzip für die Ansteuerung der Schnittstelle RS232 im Vergleich zu USB. Das Beispiel RS232 wird parallel betrachtet, um die Unterschiede nochmals zu verdeutlichen:

Zu Beginn einer RS232-Kommunikation muss die Schnittstelle ausgewählt werden. Dabei erhält man gewöhnlich im Erfolgsfall nach dem Aufruf einer Funktion wie z. B. *RS232Open* ein gültiges Handle.

Anschließend kann das Handle den Funktionen als Parameter für die Kommunikation übergeben werden:

```
/* Verbindung wählen und öffnen */
RS232_Handle myHandle;
myHandle = RS232Open("COM1",9600,8N1);

/* Nachricht schicken */
RS232Transmit(myHandle,"Hallo, dies ist eine Nachricht!");

/* Nachricht empfangen */
char buffer[10];
RS232Receive(myHandle,buffer,10);

/* Verbindung schließen */
RS232Close(myHandle);
```

**Quelltext:** Beispielprogramm RS232

Die Übertragung geschieht mit den Funktionen RS232Transmit und RS232Receive. Das Prinzip sollte jedem Leser klar sein, der bereits mit der RS232-Schnittstelle gearbeitet hat.

Interessant ist nun die Kommunikation mit einem USB-Gerät. Die Grundstruktur hierfür ist ähnlich wie die der RS232-Schnittstelle. Zu Beginn muss das Gerät mit einer Open-Funktion geöffnet werden, um anschließend mit einem gültigen Handle und den Transferfunktionen Daten austauschen zu können.

Ein USB-Gerät kann jedoch nicht anhand eines eindeutigen Steckplatzes am Computer identifiziert werden. Falls ein Hub vorab angeschlossen ist, kann das Gerät an einem beliebigen Port gefunden werden. Aus diesem Grund braucht man bei USB eine Möglichkeit, ein Gerät zu finden. Hierfür hält das Betriebssystem interne Listen vor, welche von Programmen durchsucht werden können. Die Struktur der Liste ist meist an die tatsächliche physikalische Busstruktur angelehnt. Mit einfachen For-Schleifen können so meist alle Geräte iterativ durchgegangen und über Parameter gesucht werden.

Sehr bekannte Parameter sind die Hersteller- und Produkt-IDs. Diese kennzeichnen mit einer Nummer Produkte eindeutig. Soll beispielsweise mit einem Gerät, welches die Herstellernummer 0xffff und die Produktnummer 0x0001 hat, kommuniziert werden, könnte ein Zugriff wie in folgendem Beispielprogramm aussehen:

```
/* Verbindung wählen und öffnen */
USB_Liste_vomBetriebssystem liste;
USB_Handle myHandle;
while(liste == gueltigesGeraet)
(
  liste = GeraetVonListe()
  if(liste->Geraet->Herstellernummer == 0xffff
    && liste->Geraet->Produktnummer == 0x0001)
    break;
  liste++;
)
if(liste!=0)
(
  /* gerade gefundenes Gerät öffnen */
  myHandle = USBOpen(liste);
  /* Nachricht an Endpunkt 1 schicken */
  USBTransmit(myHandle,EP1,"Dies ist eine Nachricht!);
  /* Nachricht von Endpunkt 2 empfangen */
  char buffer[10];
  USBReceive(myHandle,EP2,buffer,10);
   /* Verbindung schließen */
  USBClose(myHandle);
)
```

**Quelltext:** Beispielprogramm USB-Kommunikation

Im Vergleich zum RS232-Beispiel ist nur der Parameter Endpunkt im Aufruf der Sende- und Empfangsfunktionen unterschiedlich. Im Gegensatz zur RS232-Kommunikation muss nicht nur die Schnittstelle, sondern auch der gewünschte Endpunkt angegeben werden. Endpunkte sind durch eine eindeutige Adresse von 0-31 gekennzeichnet. Mehr zu den Endpunktadressen finden Sie in Abschnitt 3.1.

Das Prinzip und die Funktionsweise der USB-Schnittstelle und der Kommunikation darüber sollte nun klar sein. Viele Fragen werden im Rahmen des nächsten Kapitels besprochen. Es wird noch auf die wichtigsten Komponenten und Bezeichnungen der USB-Schnittstelle eingegangen.

# 3 USB-Übertragungstechnologie

Dieses Kapitel beschreibt das benötigte „Standardwissen“ der USB-Technologie, das für die Anwendungsfälle der Datenübertragung von Bedeutung ist. Die Beschreibung erhebt keinen Anspruch auf Vollständigkeit, ist aber ausreichend für den Praxisfall. Tiefer gehende Informationen können der Literatur und den USB-Spezifikationen unter *http://www.usb.org* entnommen werden.

## 3.1 Endpunkte

„Virtuelle TX- und RX-Leitungen von USB“ triff es am Besten, wenn ein Synonym für das Wort Endpunkt genannt werden soll. Ein Endpunkt ist prinzipiell das Gleiche wie die physikalische RX- oder TX-Leitung von RS232. Ein Endpunkt sendet oder empfängt Daten. Im Unterschied zu RS232 sind diese Leitungen bei USB jedoch keine realen Kupferverbindungen, sondern Datenstrukturen (FIFO-Speicher) im USB-Gerät, die virtuell eine ähnliche Kommunikation ermöglichen wie eine konkrete Leitung. Intern werden Endpunkte als FIFO-Speicher dargestellt (siehe *Abb. 12*). FIFO bedeutet „First in First out“, kurz: ein Datum, das als Erstes in den Speicher gelegt worden ist, wird auch als Erstes übertragen. Im Umkehrschluss bedeutet dies, ein Datum, das als Erstes empfangen worden ist, liegt auch als Erstes im Speicher bereit. In *Abb. 12* werden erst die Elemente A und B von oben aus in den FIFO gelegt. Im zweiten Schritt folgt noch ein weiteres Element C. Der FIFO-Speicher kann nur in der gleichen Reihenfolge von unten her entleert werden. Erst können A, B und schließlich C entnommen werden.

Die Verteilung der Daten von den Leitungen D+ und D- in die FIFO-Speicher der Endpunkte wird von einer speziellen USB-Logik durchgeführt. Die Schnittstelle im Vergleich zur physikalischen Leitung sind somit die FIFO-Speicher der Endpunkte. Vergleicht man an dieser Stelle noch einmal die RS232-Verbindung und ihre Leitungen, sieht man, dass bestimmte Komponenten zusätzliche Eigenschaften besitzen. In der Namensgebung RX- und TX-Leitung sind bereits die Übertragungsrichtungen definiert (RX = receive, TX = transmit). Die Definition der Richtung muss für den USB-Endpunkt explizit angegeben werden. Alle durch den Gerätehersteller definierten USB-Endpunkte können immer nur in einer Richtung verwendet werden – entweder zum Senden oder zum Empfangen (siehe *Abb. 13*).

Wie zuvor bereits erwähnt, kann eine USB-Verbindung mehrere „virtuelle Übertragungskanäle“ anbieten. Für die eindeutige Festlegung des Übertragungskanals wird daher zusätzlich zur Geräteadresse noch eine Endpunktadresse benötigt. *Abb. 14* zeigt die benötigten Adressen. Vom Computer aus wird über die USB-Geräteadresse und die Endpunkt-Adresse der FIFO-Speicher im USB-Gerät angesprochen.

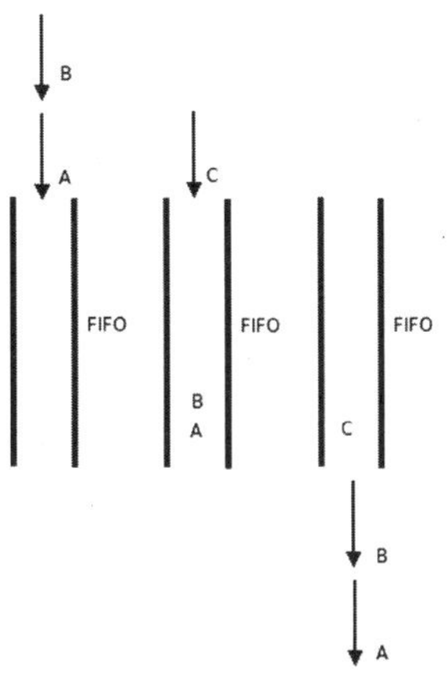


**Abb. 12:** FIFO-Speicher, Prinzip

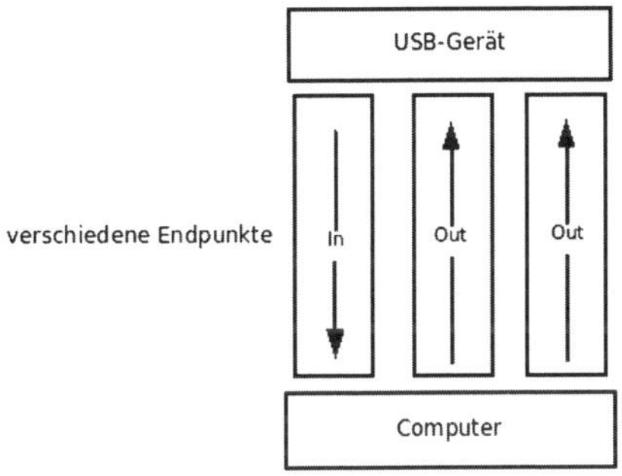


**Abb. 13:** Unidirektionale Endpunkte

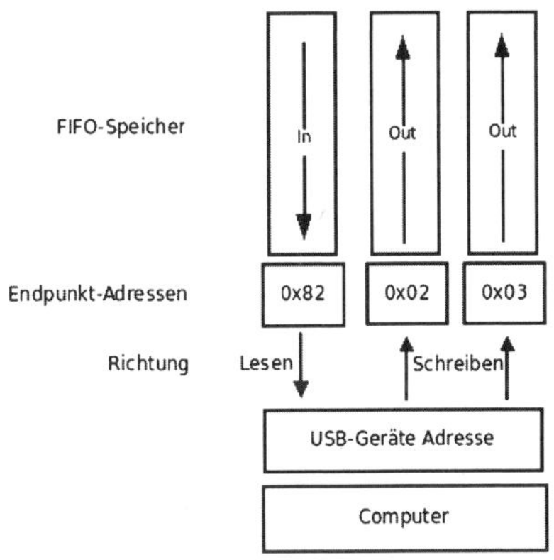


**Abb. 14:** Endpunkt-Adressen

Jeder Endpunkt eines Geräts besitzt eine feste Richtung und Adresse. Für den Anwender von USB-Geräten bedeutet dies, es ist stets zu beachten, dass mit dem Aufruf einer Sendefunktionen nur Endpunkte als Ziel angegeben werden dürfen, die tatsächlich auch Daten senden können. Entsprechend können Empfangsfunktionen nur mit Endpunkten verwendet werden, welche in der Richtung übereinstimmen.

Die Adresse eines Endpunktes ist ein Byte groß. Das Bit $2^7$ = MSB (most significant bit) an der Stelle ganz „links“ gibt die Datenrichtung des Endpunktes an. Ist dort eine „Eins“ (true) eingetragen, bedeutet dies: Der Endpunkt ist für den Empfang von Daten (vom PC aus betrachtet) ausgelegt. Ist an dieser Stelle eine Null (false) eingeschrieben, so können Daten vom Gerät zum PC transferiert werden. Die Adresse des Endpunktes wird mit 4 Bit angegeben (Bit $2^0$ bis $2^3$). Es bleibt ein Adressraum von maximal 0...15 Endpunkten. Eine Endpunktadresse darf in einem Gerät zweimal vergeben werden, als eingehender oder als abgehender Endpunkt (z. B.: Der Endpunkt 0x82 bezeichnet bei einer virtuellen USB-Schnittstelle den abgehenden Sendekanal und die Adresse 0x02 den eingehenden Empfangskanal.). Das Bit MSB-Bit an der Stelle $2^7$ verhindert, dass es zu Kollisionen kommt. In der Summe ergeben sich so maximal 31 Endpunkte (15 IN + 15 OUT + 1 Control-Endpunkt). Hinterlegt sind die Adresse und Richtung unter anderem im Endpunkt-Deskriptor (siehe Tabelle 1).

**Tabelle 1:** Endpunkt-Deskriptor

| Offset | Feld | Größe | Wert | Beschreibung |
|---|---|---|---|---|
| 0 | bLength | 1 | Zahl | Länge des Deskriptors (7 Byte) |
| 1 | bDescriptorType | 1 | Konstante | Endpunkt Deskriptor (0x05) |
| 2 | bEndpointAddress | 1 | Endpunkt | Endpunktadresse (Bit 7 = Richtung) |
| 3 | bmAttributes | 1 | Bitmap | Transferart |
| 4 | wMaxPacketSize | 2 | Zahl | FIFO-Tiefe für Endpunkt |
| 6 | bInterval | 1 | Zahl | Interval für Isochron und Interrupt |

## 3.2 Busstruktur

USB ist, wie der Name bereits sagt, ein „Bus“. Auf einer Busstruktur werden über eine gemeinsame Leitung bzw. ein Netzwerk Teilnehmer miteinander verknüpft. Ein Bus transportiert immer nur Datenpakete. Der Sender adressiert den Empfänger für ein Paket über eine Empfangsadresse.

Bei USB ist das Betriebssystem also gezwungen, für jedes USB-Gerät, nach dem Anstecken an den USB-Bus, eine eindeutige Adresse zuzuweisen. Ein USB-Kanal ist anschließend über die vom Betriebssystem vergebene Geräte- und vom Hersteller vergebene Endpunktadresse direkt ansprechbar.

Das Betriebssystem führt über die sich am USB-Bus befindenden USB-Geräte Listen. Das Einstecken eines Geräts führt im Betriebssystem zu einer Unterbrechungsanforderung. Daraufhin liest das Betriebssystem die Parameterliste aus dem Gerät aus, wie z. B. Hersteller, Produktbeschreibung (product-ID → Identifikationsnummer des Geräts), Gerätebezeichnung oder Geräteklassen-Code. Dann trägt es diese Daten in seine Liste ein und aktiviert das Gerät als „verfügbar" (dieser Prozess wird bei USB Enumeration genannt). Mit der gefundenen Datenstruktur sucht das Betriebssystem anschließend einen geeigneten Treiber für das spezielle USB-Gerät. Mit vorhandenem Treiber können über die Kommunikationsfunktionen Daten mit dem Gerät ausgetauscht werden.

Ein USB-Gerät verbleibt zunächst in der Liste, auch wenn kein geeigneter Treiber gefunden wurde. Auch ohne gerätespezifischen Treiber kann der Anwender mit dem Gerät Daten austauschen, da es vom Betriebssystem mit einer gültigen Adresse eingetragen worden ist. Ein Anwendungsprogramm muss das USB-Gerät auf die gleiche Art und Weise wie das Betriebssystem selbst in der Liste suchen, um die zugehörige Geräteadresse für die Kommunikation herauszufinden.

Die Geräteadresse selbst ist nur dem Betriebssystem bekannt. Die wirkliche Adresse bekommt das Anwendungsprogramm meist nicht mitgeteilt, sondern nur einen Zeiger auf das Gerät („USB-Handle").

An dieser Stelle könnte tiefer in die USB-Technologie eingestiegen werden. Die Einzelheiten des zugehörigen USB-Protokolls sind für den reinen Anwendungsfall jedoch nicht wichtig. Für Fragen, wie arbeitet der Bus, wie sieht die Kommunikation aus, usw. wird auf weiterführende Literatur im Anhang verwiesen. Wichtig sind die Transferarten, welche über den Bus gefahren werden können.

## 3.3 Transferarten

Jeglicher Datenverkehr wird über den USB-Bus gesendet. Um Datenströme den Anforderungen der Anwendungen entsprechend behandeln zu können, werden verschiedene Prioritäten und Flusskontrollen benötigt. In der Summe bietet die USB-Spezifikation vier Transferarten an:

- Bulk-Transfer
- Interrupt-Transfer
- Isochronen-Transfer
- Control-Transfer

Die Transferarten Bulk, Interrupt und Isochron können flexibel auf alle Endpunkte außer dem „Endpunkt 0" angewendet werden. „Endpunkt 0" hat im USB-Gerät immer eine spezielle Aufgabe – er ist die Schnittstelle für das USB-Treibersystem für die Verwaltung des Busses. Für den „Endpunkt 0" gibt es eine eigene Transferart, den Control-Transfer.

**Maximale Datenraten (Tabelle 2) im Vergleich**

**Tabelle 2:** Datenraten

| Transferart | Datenrate* | Prozent auf dem Bus |
|---|---|---|
| Bulk | 1023 KB/s | 0–90 % momentan verfügbar |
| Interrupt | 64 KB/s | 90 % Interrupt und isochron |
| Isochron | 1216 KB/s | 90 % Interrupt und isochron |
| Control | 832 KB/s | 10 % reserviert |

In *Tabelle 2* sind die theoretisch betrachteten Datenraten laut Spezifikation angegeben. In der Realität kommt zu dieser Datenrate noch ein Verwaltungsaufwand hinzu. Eine beispielsweise sehr gute USB-Verbindung besteht bereits bei einer Bulk-Datenrate von 800 KB/s (die Datenrate hängt unter anderem stark von der Qualität des Endgeräts ab).

**Bulk-Transfer**

Die Bulk-Transferart ist in den meisten USB-Geräten implementiert. Es können große und zeitunkritische Datenmengen übertragen werden. Alle Daten werden auf Korrektheit überprüft und im Fehlerfall neu angefordert. Der Datenverkehr ist zu 100 % verlustfrei gewährleistet. Der auf dem Bus gleichzeitig transportierte Datenverkehr begrenzt die zur Verfügung stehende Bandbreite für den Bulk-Transfer. Die Bulk-Kommunikation kann maximal 90 % der Bandbreite des USB-Busses nutzen, vorausgesetzt, es liegen keine anstehenden Interrupt-, Isochron- und Control-Transfers an. Es wird immer die gerade zur Verfügung stehende Bandbreite angeboten.

Typische Daten:

- Große Datenmengen wie Dateien oder Datensätze
- Messsignalreihen von Sensoren
- Konfigurationsblöcke
- Netzwerkverkehr (Daten gekapselt per USB wie Ethernet, RS232 etc.)

Der Anwendungsentwickler wird unabhängig von der eingesetzten Programmiersprache oder Bibliothek mit Funktionen arbeiten, die so aussehen:

*usb_bulk_read(USB-Gerät, Endpunkt, Daten, Datenlänge)*

*usb_bulk_write(USB-Gerät, Endpunkt, Daten, Datenlänge)*

Wie die Transferart auf dem USB-Bus genau abläuft, wird automatisch vom USB-Treibersystem, dem USB-Host und dem USB-Gerät gesteuert.

| Vorteile | Nachteile |
|---|---|
| Hohe Datenraten möglich, wenn kein anderer Verkehr auf dem Bus | Niedrigste Priorität auf dem Bus |
| Keine asynchronen Mechanismen für den Empfang oder Versand notwendig | |
| Automatische Fehlerkorrektur | |

**Interrupt-Transfer**

Die Übertragungsart Interrupt-Transfer darf nicht mit einer Unterbrechungsanforderung (IRQ) im Betriebssystem verwechselt werden. USB ist und bleibt ein „Single-Master-Bus". Nur der Bus-Master initiiert jegliche Kommunikation. Kein Gerät kann sich beim Master selbst anmelden und ihm mitteilen, dass es Daten übertragen will. Der USB-Master muss alle Geräte nach neuen Daten zyklisch abfragen. Im Grundsatz ist die Betriebsart Interrupt-Transfer nichts anderes als der Bulk-Transfer mit dem einzigen Unterschied, dass den Interrupt-Endpunkten eine höhere Priorität auf dem USB-Bus eingeräumt wird und alle anderen Transfers heruntergefahren werden müssen. Der Interrupt-Transfer erhält auf diese Weise eine garantierte Reaktionszeit. Der USB-Master greift zum gewünschten Zeitpunkt auf den Endpunkt des USB-Geräts selbst dann zu, wenn gerade viel Datenverkehr auf dem Bus herrscht.

Der Zugriffszeitpunkt ist in einem Parameter des USB-Geräts des betreffenden Endpunkts genau definiert. Das Betriebssystem holt sich beim Laden des Treibers diese Information aus dem USB-Gerät und teilt sie dem USB-System entsprechend mit. Für den Anwendungsentwickler wiederum spielt es keine Rolle, wann die Übertragungsfunktionen des Interrupt-Transfers aufgerufen werden, das USB-Subsystem kümmert sich selbstständig um die Einhaltung der Zugriffszeiten.

Typische Daten:

- X-Y Koordinaten von einer Computermaus.
- Statusregister mit wichtigen Informationen (Kabel verbunden, Kabel getrennt, Daten empfangen, Datenpuffer leer etc.).
- Ansteuerung von Aktoren.
- Verarbeitungen, welche eine festes periodisches Ereignis benötigen.

Für Anwendungsentwickler ist ebenso wie beim Bulk-Transfer gleichgültig, aus welcher Programmiersprache oder Bibliothek der Zugriff auf den Interrupt-Transfer Betriebsart erfolgt. Ein Code-Fragment kann z. B. wie folgt geschrieben werden:

*usb_interrupt_read(USB-Gerät, Endpunkt, Daten, Datenlänge)*

*usb_interrupt_write(USB-Gerät, Endpunkt, Daten, Datenlänge)*

Der Ablauf eines Interrupt-Transfers auf dem USB-Bus wird automatisch vom USB-Treibersystem, dem USB-Host und USB-Gerät gesteuert.

| Vorteile | Nachteile |
|---|---|
| Hohe Priorität auf dem Bus | Anzahl der Interrupt-Endpunkte ist durch Bandbreite limitiert. |
| Automatische Fehlerkorrektur | Erhöhte Busbelastung, auch wenn keine Daten gesendet werden (es muss immer geprüft werden, ob Daten anliegen). |

**Isochron-Transfer**

Mit der isochronen Betriebsart überträgt man Daten, die eine konstante Bandbreite auf dem USB-Kanal erfordern. Typische Anwendungsbeispiele sind Übertragungen von Audio- oder Video-Signalen. Fehler in der Übertragung werden toleriert, sie äußern sich nur in einem Knacken oder Rauschen im Signalfluss. Der Grund ist, dass eine konstante Samplerate eingehalten wird. Würden Daten aber verzögert ohne diese konstante Samplerate übertragen, wäre die Sprache oder das Bild völlig verzerrt und daher unbrauchbar.

Ähnlich wie beim Interrupt-Transfer ist im Gerät ein Zeitintervall für den entsprechenden Endpunkt hinterlegt. Das Protokoll sorgt selbstverständlich für die Einhaltung der notwendigen Bandbreite für den Kanal.

Typische Daten:

- Datenströme, bei denen die Stabilität der verfügbaren Bandbreite wichtiger ist als die Korrektheit des Datenstroms
- Video- und Audio-Datenströme
- Echtzeitmessungen mit hohem Durchsatz

Die Ansteuerung des Isochron-Transfers ist komplexer als beispielsweise der Bulk- oder Interrupt-Transfer. Alle Daten müssen dem USB-Subsystem unterbrechungsfrei geliefert bzw. abgeholt werden.

Zur Programmierung einer isochronen Übertragung sind meist tiefere Betriebssystemkenntnisse nötig. Eine einfache Schnittstelle wie bei den anderen Transferarten ist gewöhnlich nicht möglich.

| Vorteile | Nachteile |
|---|---|
| Konstante Datenrate | Aufwendig in der Ansteuerung durch PC-Treiber |
| - | Keine Fehlerkorrektur |

**Control-Transfer**

Der Control-Transfer ist an dieser Stelle noch zu erwähnen. Er wird ausschließlich beim sogenannten EP0 (Endpunkt 0) für Standard-, Hersteller- und Klassen-Anfragen eingesetzt. An anderen Endpunkten kann auf diesen Transfer nicht zugegriffen werden.

| Vorteile | Nachteile |
|---|---|
| Bidirektional (ein- und ausgehende Daten über ein Endpunkt) | Festes Protokoll und Format für Übertragung |
| - | Nur für „Endpunkt 0" einsetzbar |

## 3.4 Interface: Endpunkte bündeln

Ein Interface ist ein „Bündel an Endpunkten". Ein USB-Gerät kann mehrere Interfaces anbieten. So kann eine Soundkarte ein Interface für den Mono- und ein Interface für den Stereobetrieb zur Verfügung stellen. Das Interface für Monobetrieb besitzt einen Endpunkt für die Steuerkommandos und einen weiteren für den Sounddatenstrom. Das Interface für den Stereobetrieb hat ebenfalls einen Endpunkt für die Steuerkommandos, aber zwei für die Signalausgabe (linker Soundkanal und rechter Soundkanal). Die Software auf dem PC kann jederzeit zwischen den beiden Interfaces hin- und herschalten.

Für den Anwendungsentwickler heißt dies wiederum, vor dem Aufruf einer Kommunikationsfunktion mit einem Endpunkt muss das Interface mit einer anderen Funktion ausgewählt worden sein. Das zugehörige Code-Fragment hat etwa folgende Form:

*usb_select_interface (USB-Gerät, Interface)*

## 3.5 Konfiguration: Stromprofil eines USB Geräts

Ebenso wie mehrere Interfaces kann ein Gerät mehrere Konfigurationen haben. Hier geht es um die elektrischen Eigenschaften. Bei USB können die Geräte direkt über das USB-Kabel mit Strom versorgt werden. So kann man von einem Bus maximal 500 mA bei 5 V Spannung beziehen. Bevor ein Gerät den Strom nutzen kann, muss es beim Master anfragen, ob noch genügend freie Kapazitäten vorhanden sind.

In einer Konfiguration müssen folgende Parameter definiert sein:

- Stromaufnahme in 2 mA Einheiten
- Attribute (z. B. Bus-Powered, Remote-Wakeup-Support)
- Anzahl der Interfaces unter dieser Konfiguration

Von der USB-Bibliothek aus wird die Konfiguration meist mit einer Funktion

*usb_select_configuration(USB-Gerät, Konfiguration)*

ausgewählt. Gewöhnlich wird für den Betrieb mit einem Computer die Konfiguration 1 aktiviert. Immer öfter findet man USB-Geräte, welche eine direkte Kommunikation mit weiteren USB-Geräten erlauben (ohne Computer). Hier beispielsweise benötigt man weitere Konfigurationen (keine Ladung von Akkus, wenn das Gerät mit einem anderen netzteillosen Gerät verbunden ist etc.).

## 3.6 Geschwindigkeitsklassen und USB-Version

Das Konzept von USB-Schnittstellen ist sehr elegant. Oberste Priorität besitzt die Einfachheit für den Benutzer. Das Konzept wurde dergestalt realisiert, dass die typischen Fehler von bekannten Schnittstellen effektiv vermieden werden sollten. So ist jedes USB-Gerät in jedem USB-Netzwerk, unabhängig von der Version oder seiner Geschwindigkeitsklasse, nutzbar. USB-Spezifikationen wurden in der Vergangenheit viermal verbessert. Neue Anforderungen oder die Fehlerbeseitigung führten zu einer hohen Akzeptanz bei den Anwendern:

- 1996 → USB Vers.: 1.0/erste öffentliche Spezifikation
- 1998 → USB Vers.: 1.1/überarbeitete Spezifikation
- 2000 → USB Vers.: 2.0/primäre Erweiterung auf die Datenrate 480 Mbit/s
- 2008 → USB Vers.: 3.0/Daten-Transferraten von >= 4.8 Gbit/s

Die neuen USB-Versionen bedeuteten primär immer eine neue Geschwindigkeitsdimension. Sobald eine neue USB-Version am Markt eingeführt wurde, wurden auch ältere USB-Geräte nach den neuen Standards implementiert. Es ist nicht so, dass langsame Geräte immer nach der Spezifikation USB Vers.: 1.1 arbeiten. Würde man eine langsame Computermaus neu entwickeln, würde man sie ebenfalls nach dem Standard USB Vers.: 3.0 auslegen. Die Auslegung nach der neuen Version hat nichts mit der tatsächlichen Geschwindigkeitsklasse zu tun.

USB-Geschwindigkeiten:

- LowSpeed 1,5 Mbit/s
- FullSpeed 12 Mbit/s
- HighSpeed 480 Mbit/s
- SuperSpeed 4.8 Gbit/s

Im Laufe der Zeit wurden, ähnlich wie bei jeder Entwicklung am Computer, höhere Datenraten benötigt.

## 3.7 Deskriptoren: Geräteinformationen eines USB-Geräts

Die Datenstrukturen im Speicher eines USB-Geräts nennt man „Deskriptoren". Abgefragt werden die Deskriptoren über den „Endpunkt 0". Standardisierte Kommandos werden an das USB-Gerät abgeschickt und das Gerät antwortet darauf in etwa so:

- Wie ist der Herstellername?
- Informationen über die Anzahl und Konfigurationen der Endpunkte
- Adresszuweisung (Annahme der Adresse vom Betriebssystem am Bus)
- Aktiviere ein Interface oder Konfiguration x oder y

Die Datenfelder und ihr Format sind vordefiniert. Im Gerät müssen diese Daten formatgerecht abgelegt sein. Angepasste Datentypen für Deskriptoren befinden sich auch in der Bibliothek des PCs, sodass sie mit einer Abfrage dort abgelegt werden können. Diese Normung ist besonders wichtig, damit alle Parameter eines USB-Geräts auf die gleiche Art und Weise abgefragt werden können. Die wichtigsten und bekanntesten Deskriptoren sind:

- Geräte-Deskriptor
- Interface-Deskriptor
- Konfigurations-Deskriptor
- Endpunkt-Deskriptor
- String-Deskriptor

## 3.8 Automatische Geräteerkennung – „Plug and Play“

In jedem USB-Gerät befinden sich wie oben erwähnt eine Menge von Informationen über das Gerät selbst. Das Betriebssystem kann so unmittelbar nach dem Anstecken sehr viele Details über das Gerät selbstständig erkennen. Dem Benutzer kann auf diese Art und Weise direkt am Bildschirm angezeigt werden, dass das eingelegte Gerät „X“ vom Hersteller „Y“ gefunden wurde. Das funktioniert selbstverständlich nur, wenn sich auch der Name des Herstellers und der Name des Produkts unmittelbar im USB-Gerät befinden.

## 3.9 USB kurz aufgelistet

- Eine USB-Schnittstelle hat Endpunkte für die Übertragung von Daten vom Computer zum Gerät.
- Jeder Endpunkt hat eine feste durch den Hersteller definierte Richtung und Adresse.
- Das Betriebssystem bietet Funktionen passend zu den vier Transferarten für die Kommunikation mit einem Endpunkt an.
- Jedes USB-Gerät hat auf dem Bus eine Adresse (vom Betriebssystem zugewiesen).
- Die Adresse des Geräts erhält man vom Betriebssystem.
- Ein Interface beschreibt ein „Bündel“ an Endpunkten.
- Ein Gerät kann mehrere Interfaces anbieten.
- Über das Betriebssystem kann dem USB-Gerät mitgeteilt werden, welches Interface (Verhalten vom Gerät) aktiviert werden soll.

- Eine Konfiguration beschreibt das Stromprofil eines USB-Geräts.
- Die Informationen über ein USB-Gerät stehen in Deskriptoren.
- Deskriptoren sind einfache Datenfelder bzw. Datenstrukturen.
- Deskriptoren können mit dem Control-Transfer über Endpunkt 0 gelesen werden.
- USB bietet verschiedene Versionen an (1.0, 1.1, 2.0, 3.0).
- USB bietet verschiedene Geschwindigkeitsklassen an (Low-, Full-, High- und SuperSpeed)
- Geschwindigkeit und Version sind nicht fest aneinander gebunden.

# 4 Die USB-Plattform Octopus

Passend zum Buch wurde eine flexible Schaltung zum Messen, Steuern und Regeln entwickelt, um möglichst viele USB-Ansteuerungen aus dem Buch, die theoretisch beschrieben werden, auch praktisch zeigen zu können. Das Projekt „Octopus“ bietet eine kleine Schaltung an, welche per USB mit Strom versorgt wird und einen Zugriff auf verschiedenste Schnittstellen und Anschlüsse aus der Mikrocontroller- und digitalen Welt per einfacher Bibliotheken oder Programme ermöglicht.

Messen, Steuern und Regeln per USB vom Computer aus ist das Leistungsspektrum der Schaltung Octopus. Die Schaltung kann einfach nachgebaut werden (Die Pläne befinden sich im Buch und auf der CD). Für alle, die sich die Arbeit nicht machen möchten, gibt es einen günstigen vormontierten Bausatz bei http://shop.embedded-projects.net.

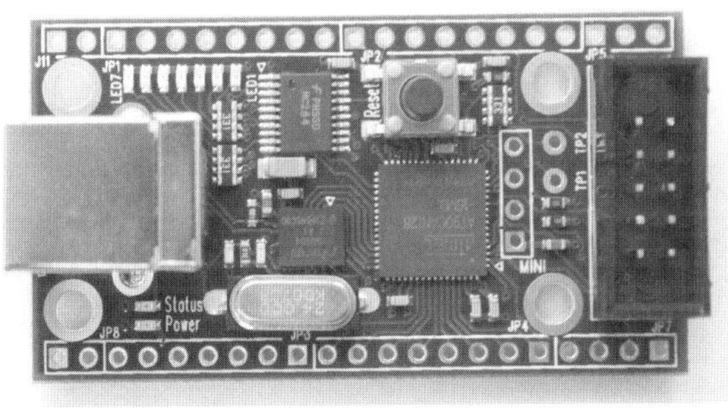


**Abb. 15:** Octopus-Platine

Die Liste der Eigenschaften von Octopus zeigt bereits, welche Möglichkeiten mit solch einer kleinen einfachen Schaltung im Low-Budget-Bereich geboten werden können:

- 1 x USB 12.0 Mbit/s FullSpeed-Schnittstelle
- 8 x 10-Bit AD-Wandler-Kanäle
- 38 x IO-Ports (digitale Ein- und Ausgänge)
- 1x I2C-Master-Schnittstelle
- 1 x SPI-Master-Schnittstelle
- 2 x UART-Anbindung
- 1 x CAN-Schnittstelle
- 2x PWM-Funktionseinheiten
- 1x 4096 Byte EEPROM-Speicherbereich
- 7 x frei ansteuerbare Leuchtdioden

## 4.1 Einsatzgebiete und Anwendungsfälle

Octopus kann für die verschiedensten Bereiche genutzt werden: vom einfachen Versuchsaufbau bis hin zum fertig angepassten USB-Gerät, das fest mit einer Software verbunden ist. Je nach Anforderung kann auf unterschiedliche Weise vorgegangen werden. Bisweilen kann es besser sein, die Funktion aus einem kleinen Skript oder per Kommandozeile einfach anzusteuern oder aber einen dedizierten Treiber zu nutzen. In diesem Buch werden Anregungen gegeben, wie exemplarisch vorgegangen werden kann.

Mögliche Arbeitsweisen:

- Versuchsaufbau fliegend im Labor.
- Montage von Octopus in eine bestehende Schaltung.
- Entwicklung einer eigenen Schaltung, basierend auf den Unterlagen von Octopus.
- Erstellung einfacher Messreihen mit Octopus.
- Testumgebung für externe Bausteine und Komponenten.
- Ansteuerung verschiedenster Bausteine aus der Signalverarbeitung.
- Messen, Steuern und Regeln mit eigenem Quelltext.
- Treiberentwicklung unter Linux.

Oft werden für naturwissenschaftliche Versuchsreihen längere Beobachtungen über bestimmte Prozesse benötigt (Heizung an, warten bis Temperatur erreicht ist, Prozess starten, Messwert holen usw.). Hier kann mit Octopus ein typischer Mess-, Steuer- und Regel-Kreislauf sehr gut individuell aufgebaut werden (siehe *Abb. 16*).

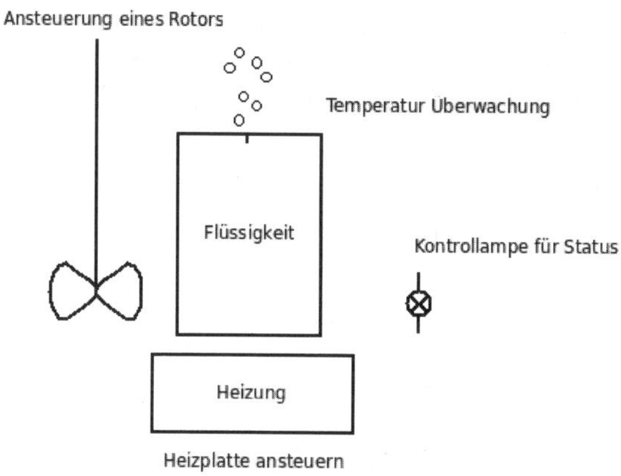


**Abb. 16:** Laboraufbau für einen Versuch muss überwacht werden

Octopus könnte als typische Plattform für Maschinen (Anlagen und Geräte) als zentrale Steuerungseinheit interner Stromversorgung, interner Lüfter sowie Ein- und Ausgabebedieneinheiten genutzt werden. Die Steuerung kann z. B. von der Temperatur bzw. Software abhängig sein. Lüfter dürfen sich nur mit einer bestimmten Geschwindigkeit abhängig von der Temperatur in der Maschine drehen. Ein- und Ausschalter-Signale werden abgefangen und steuern wiederum per Software dann weitere Signale. Octopus kann demnach als zentrales, von einem Computer aus angesteuertes Element eingesetzt werden (siehe Abb. 17).

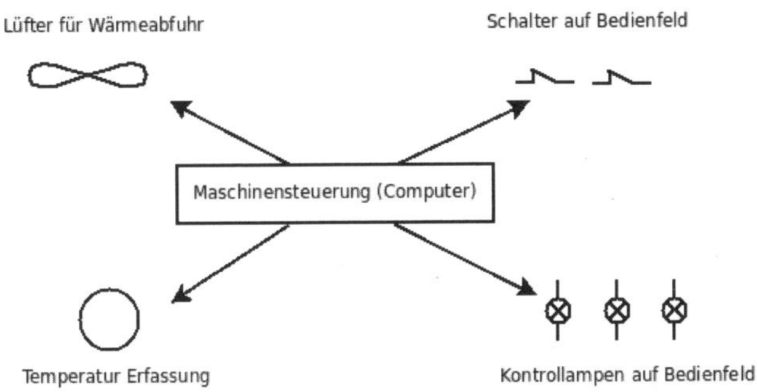


**Abb. 17:** Typische Einheit für PC-basierte Maschinenkontrolle

Alternativ bietet Octopus die Möglichkeit, Bausteine für erste kleine Tests einfach vom Computer und nicht vom Mikrocontroller aus anzusteuern (siehe Abb. 18). Der Zugriff auf einen SPI-Speicher sowie das Verhalten eines Verstärkers oder aufwendigeren Spezialbausteins können schnell mit einfachen Routinen in Java, C, Python o. Ä. grundlegend getestet werden. Die Entwicklung aus Java, C oder Python ist viel schneller und einfacher als die Entwicklung einer Testfirmware, die nach jedem Übersetzen noch zusätzlich übertragen werden muss. Ein kleines Programm auf dem Computer kann einfach gestartet werden. Der Treiber in Octopus für den SPI-EEPROM 93C46-Baustein ist auf die soeben genannte Weise entstanden. In der Datei 93c46.c aus dem Ordner *octopususb/demos/c* auf der CD wurde erst für den Computer mit den IO-Pin-Funktionen ein Testprogramm geschrieben, aus dem schließlich eine Bibliothek für einen Mikrocontroller entstanden ist.

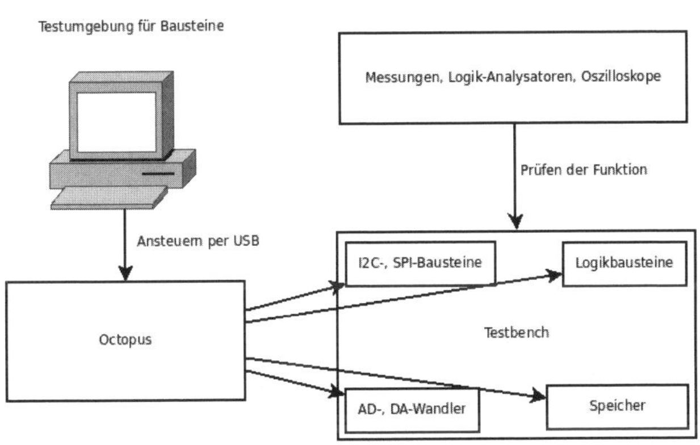


**Abb. 18:** Testumgebung für Bausteine

Octopus ist eine kleine Hardware, welche als MSR-Schnittstelle dient. Um die Funktionen (IO-Pin schalten, IO-Pin abfragen, AD-Wandlung starten etc.) von Octopus ansprechen zu können, gibt es eine Bibliothek mit dem Namen *liboctopus*. Alle Funktionen dieser Bibliothek bilden die API (Programmierschnittstelle, „Application Programming Interface“). Die API kann entweder über die Bibliothek (per USB), über weitere Programmiersprachen, die an die Bibliothek angebunden sind, oder intern ohne USB direkt in Octopus verwendet werden. Der Zugriff kann so abhängig vom Einsatzbereich frei gewählt werden.

Ist der Einsatzbereich für Octopus definiert, muss die optimale Programmierung oder Ansteuerung gefunden werden. Möglich ist viel, es richtet sich alles nach den Vorkenntnissen und Zielen des Entwicklers. Vom einfachen C-Programm bis hin zum komplexen Linux-Treiber ist alles denkbar.

Mögliche Ansteuerungen:

- Kleines C-Programm basierend auf der Bibliothek liboctopus.
- Kommandozeilen-Programm (Resultat aus C-Programm).
- Java-Programm, Python-Programm oder andere beliebige Programmiersprache.
- Treiber für Linux.
- Eigene Bibliothek für ein eigenes USB-Gerät.
- Autonome MSR-Funktion (interne API) mit Steuerung und Statusabfrage per USB.

Diese einzelnen Punkte werden nachfolgend kurz und in Kapitel 5 ausführlicher beschrieben:

Kleine C-Programme basierend auf der Bibliothek *liboctopus* sind schnell zu erstellen und flexibel auf verschiedene Betriebssysteme zu portieren. Dies gilt ebenso für Kommandozeilenprogramme, die in Batch- oder Bash-Dateien integriert werden können. Zur Schritt-für-Schritt-Ansteuerung oder Kontrolle einer Komponente bietet sich das Arbeiten mit einem Terminal bzw. einer Kommandozeile an. Einfache Befehle können komfortabel nacheinander eingegeben und überprüft werden.

Auch bei größeren Projekten braucht man vor der Entwicklung eines eigenen Linux-Treibers nicht zurückzuschrecken. Der Einstieg in die Linux-Treiberentwicklung erfordert nicht sehr viel mehr Einarbeitungszeit. Will man sich mit seinem eigenen Gerät jedoch nicht auf ein Betriebssystem festlegen, kann eine Bibliothek nach dem Vorbild der Bibliothek liboctopus entwickelt werden: betriebssystemunabhängig, einfach portierbar und basierend auf freien Programmen (mehr dazu in Kapitel 5.5).

Die letzte interessante Möglichkeit für die Ansteuerung von MSR-Aufgaben ist der interne autonome Modus (interne API) von Octopus: Alle Funktionen der API können direkt in Octopus selbstständig ausgeführt werden. Nur für Statusabfragen und Steuerkommandos kann USB verwendet werden. Ein MSR-Kreislauf kann so aufgebaut werden, dass eine Temperatur (z. B. Außentemperatur) von Octopus direkt beobachtet wird. Ist eine definierte Grenze erreicht (z. B. 28 Grad Celsius), wird ein Relais geschaltet, damit eine Bewässerungspumpe starten kann. Per USB können jederzeit die Temperatur und der Zustand des Relais bzw. der Pumpe abfragt werden. Optional gibt es auch Steuerkommandos, mit denen man von einem Programm manuell die Bewässerungspumpe starten und stoppen kann.

Softwareübersicht für Octopus:

- Bibliothek in C für Windows, Linux & Co (liboctopus).
- Wrapper-Bibliothek (Zugriffsebene für weitere Programmiersprachen) in Java, Python, C# etc.
- Grafisches Testprogramm zum Ansteuern der Funktionen.
- Beispielprogramme
- Treiber für Windows und GNU/Linux (basierend auf LibUSB).
- Eigener Treiber für GNU/Linux.
- Firmware für Mikroprozessor auf Octopus.

Octopus bietet eine ideale Plattform zum Lernen, Messen, Steuern und Regeln. Anhand der Schaltung werden viele Beispielversuche, Software-Implementierungen und Treiber demonstriert. Da alle Quelltexte auf der CD mitgeliefert werden, können die Schaltungen und Informationen als Basis für eigene Projekte eingesetzt werden.

## 4.2 Anschlüsse und Schnittstellen

In *Abb. 19* ist die Bestückung und Bemaßung der Platine dargestellt. Alle wichtigen Anschlüsse für die Ansteuerung von externen Komponenten befinden sich auf der Stiftleiste oben und unten. Links befindet sich der USB-Anschluss für die Verbindung zum Computer. Ganz rechts außen befindet sich noch ein Anschluss für den Programmieradapter, falls die interne Firmware, welche ebenfalls offen als Quelltext verfügbar ist, ausgetauscht werden soll. Zusätzlich zur USB-Schnittstelle befindet sich auf der Platine noch ein kleiner vierpoliger Anschluss für ein serielles Terminal links neben dem Programmierstecker. Im Debug-Modus der Firmware können hier Statusmeldungen gelesen werden, im normalen USB-Modus kann hier ein externes RS232-Gerät mit angesteuert werden.

Auf der Platine befinden sich für weitere Statusmeldungen sieben Leuchtdioden (LED1–LED7), die durch den Benutzer frei angesteuert werden können, und eine weitere Statusleuchtdiode, welche die Kommunikation mit dem Computer anzeigt.

Alle Anschlüsse auf der Platine sind eindeutig durchnummeriert (siehe *Abb. 20*). In der Software werden immer die gleichen Nummern verwendet, so sollte es nie zu Ungereimtheiten kommen. Zusätzlich zu den Anschlüssen für externe Geräte ist nach außen die Reset-Leitung des Mikrocontrollers geführt. Falls Octopus in eigenen Schaltungen als Baustein verwendet wird, besteht vor allem für diesen Pin Bedarf. Um externe Schaltungen oder Bausteine einfach an Octopus betreiben zu können, ist die 5V-Versorgung samt Masseanschluss ebenfalls auf der Pinleiste verfügbar. Hier können kleine Verbraucher (bis zu 100 mA) direkt angeschlossen werden (siehe *Abb. 21*).

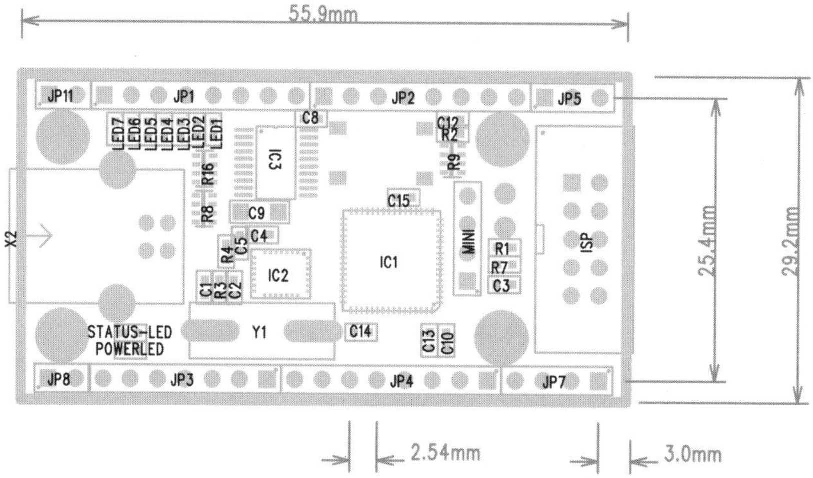


Abb. 19: Octopus Bestückung und Bemaßung

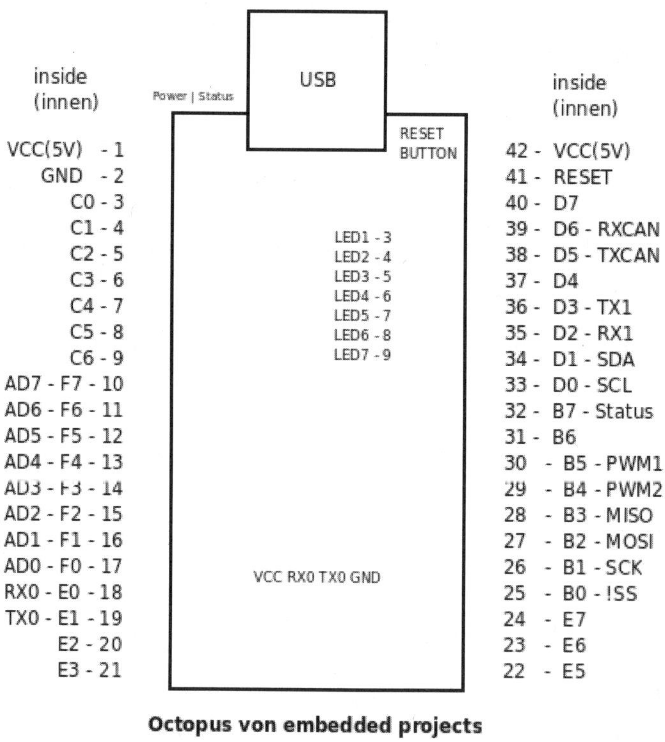


Abb. 20: Pinbelegung Octopus

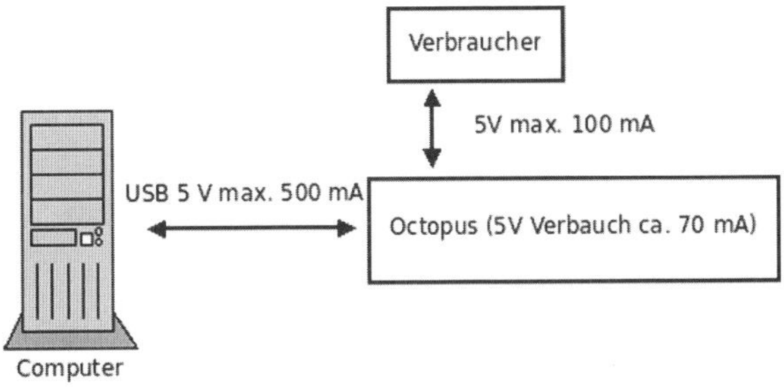


**Abb. 21:** Stromverbrauch Octopus

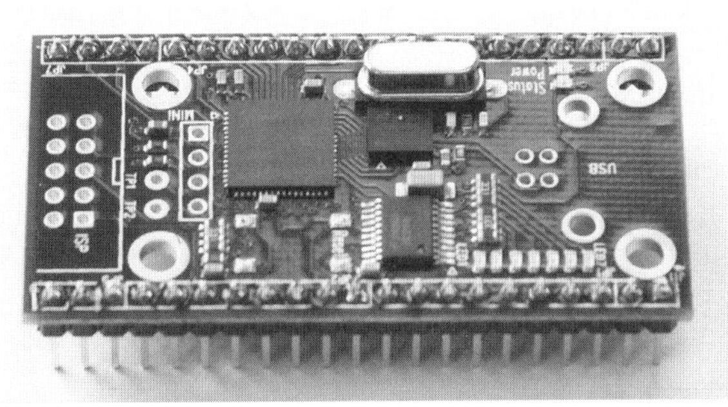

**Abb. 22:** Octopus als Baustein (wird aufgesteckt)

Die aktuelle Version von Octopus ist bereits Version 2.0. Das Vorgängermodell unterscheidet sich nur in kleinen Abweichungen. Für die neue Version wurde ein Pin-kompatibler Prozessor, der zusätzlich eine CAN-Schnittstelle anbietet, gewählt. Aus dem angepassten Design resultiert schließlich eine kleinere Bauform.

Dieses Design ist so angelegt, dass die Platine jederzeit als eigener Baustein in eine Schaltung integriert werden kann. Octopus wird wie ein einzelner Mikrocontroller-Baustein verwendet und in einen Sockel auf der eigenen Schaltung aufgesteckt (einreihige Buchsenleisten können als Steckplatz dienen, siehe *Abb. 22*), d. h. auf USB-Buchse, Programmieradapter und Reset-Knopf kann verzichtet werden.

Die Schaltung bietet alles Wesentliche, was für typische MSR-Aufgaben (Messen, Steuern und Regeln) benötigt wird.

Octopus ohne externe Bausteine oder Komponenten kann direkt IO-Ports ansteuern, auswerten, Spannungen messen, Statusmeldungen über sieben frei programmierbare Leuchtdioden anzeigen und viele weitere Bausteine (dank) der integrierten Schnittstellen wie I2C, SPI, CAN oder UART ansteuern.

Als weitere Ausgabemöglichkeit verfügt Octopus über zwei unabhängige PWM-Einheiten, mit denen sich parallel zum normalen Betrieb beliebige Takte und Muster erzeugen lassen. Über die externen Schnittstellen können AD-/DA-Wandler, Sensoren für Temperatur, Druck, Bewegung, Licht usw. angeschlossen werden. Zusätzlich bietet Octopus noch einen internen 4096 Byte großen EEPROM-Speicher zum Sichern von Konfigurationen oder sonstigen Daten. Detailliertere Informationen über die einzelnen Schnittstellen und Anschlüsse von Octopus werden im Folgenden beschrieben:

### 38 IO-Ports

Jeder Pin (Pin 3-40 siehe *Abb. 20*) ausschließlich Versorgungs- und Resetleitung kann als IO-Port genutzt werden. Prinzipiell gibt es drei Konfigurationen für jeden Pin:

- Pin wird als Ausgang genutzt.
- Pin wird als Eingang genutzt.
- Pin ist hochohmig.

Über Funktionen aus der Octopus-Bibliothek, die später vorgestellt wird, kann zwischen diesen drei Konfigurationen gewählt werden. Zu beachten ist, dass Signale korrekt mit Pullup- bzw. Pulldown-Widerständen an Octopus angebunden werden müssen.

Weitere Informationen zur Verwendung des IO-Pins siehe Kapitel 6, Abschnitt 6.1.

### AD-Wandler

Dies ist analog zur Digital-Wandlung und wird immer dann benötigt, wenn Spannungen gemessen werden sollen. Spannungswerte können aus verschiedensten Quellen stammen. Typischerweise kommen sie von einer tatsächlichen Spannungsquelle – einem Netzteil, Akku oder einer Batterie – oder die Spannung ist durch eine weitere Schaltung oder einen Baustein moduliert, um eine andere physikalische Größe (z. B. Temperatur, Licht etc.) darzustellen.

Beispielsweise gibt es Widerstände, die durch Temperatur ihren Wert verändern. Eingebunden in einen Spannungsteiler (elektrische Hilfsschaltung) kann man so indirekt über die anliegenden Spannungen am Spannungsteiler auf die Temperatur schließen. Auf diese Art und Weise können verschiedenste Signale mit einem AD-Wandler aufgezeichnet werden (verschiedene Temperaturen, Licht über einen Fototranstistor etc.).

Mit AD-Wandlern können folgende Werte, dargestellt als Spannung, gemessen werden:

- Versorgungsspannungen
- Licht, Druck, Bewegung
- Strom, Widerstandswert, Kapazität, Induktivität
- Magnetfelder, Elektrofelder
- Akustik
- ...

Weitere Informationen finden sich in Kapitel 6, Abschnitt 6.3.

Die AD-Wandler befinden sich an den Pins 10-17 (siehe *Abb. 20*).

### Leuchtdioden (LED1-LED7)

Um auf der Schaltung dem Benutzer etwas zu signalisieren, benötigt man eine Anzeige. Es befinden sich sieben grüne Leuchtdioden (siehe *Abb. 23*) in einer Reihe angeordnet auf der Platine. Diese LEDs können frei angesteuert werden, indem die Pins als Ausgang verwendet werden.

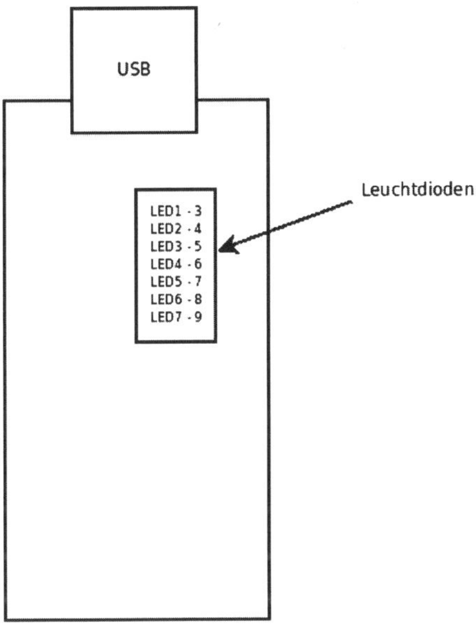


**Abb. 23:** Leuchtdioden Octopus

Die Leuchtdioden befinden sich an den Pins 3-9 (siehe *Abb. 20*).

Angeschlossen sind die Leuchtdioden über einen Bustreiber. Dies ermöglicht weiterhin die Nutzung der IO-Pins genauso wie die der anderen Pins. Die Pullup-Widerstände hängen nicht direkt auf den IO-Pins, sondern hinter dem Bustreiber. Sie beeinflussen das Verhalten der Standard-IO-Pins nicht.

### I2C-Schnittstelle

Die I2C-Schnittstelle ist eine weitverbreitete Schnittstelle zur Anbindung externer Peripherie an Mikrocontroller wie Portexpander, AD-/DA-Wandler, EEPROMs, Speicher, Echtzeituhren usw. Die Vielfalt ist grenzenlos.

Die wesentlichen Merkmale des I2C-Busses (siehe *Abb. 24*):

- Multi-Master (mehrere Master-Controller sind möglich)
- Zwei Leitungen (Daten und Clock)
- 7-Bit-Adresse für Teilnehmer am Bus

- Datenraten bis zu 400 kHz sind typisch.
- Die Adresse der Slaves ist meist durch 3 Pins einstellbar.
- Markierung der Kommunikation durch Start- und Stopp-Sequenz.

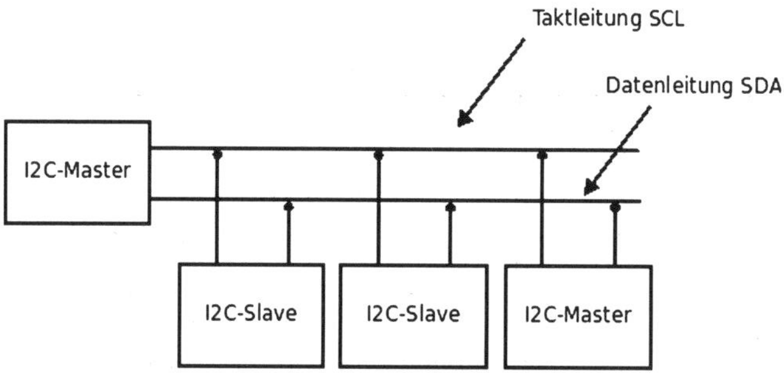


**Abb. 24:** I2C-Bus

Die genaue Funktionsweise des I2C-Busses kann Standardliteratur entnommen werden. Der Fokus in diesem Buch liegt auf der Ansteuerung von I2C-Geräten per USB über Octopus.

Bausteine, die über I2C angebunden werden können:

- AT24xx EEPROM von Atmel
- FM24xx EEPROM von Fairchild
- MC24xx EEPROM von Microchip
- LM57AD Temperatursensor von NXP
- PCF8570P Low-Power RAM von NXP
- PCA24S08D EEPROM mit Zugriffsschutz von NXP
- PCA95xx Mulitplexer von NXP
- PCA953 LED-Treiber und Dimmer von NXP
- PCA96 AD und DA-Wandler von NXP
- DS1302 Echtzeituhr von Dallas
- MAX5479 digitales Potenziometer von MAXIM
- DS1120 programmierbarer Verstärker von Dallas
- usw.

Die I2C-Schnittstelle befindet sich an Pin 34 (SDA) und Pin 33 (SCL) (siehe *Abb. 20*).

**SPI-Schnittstelle**

Die verfügbare Peripherie, welche per SPI angesteuert werden kann, ist ähnlich wie die der I2C-Schnittstelle. Zusätzlich werden SPI-Verbindungen oft für externe Speicher wie SD- und MMC-Karten genutzt. Die einfache Datenübertragung durch Takt- und Datenleitung (siehe *Abb. 25*) ermöglicht eine höhere Datenrate (bis zu einigen MHz) als beispielsweise I2C.

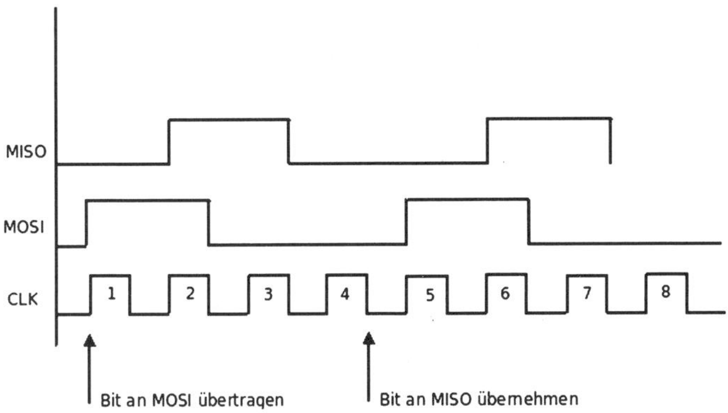


**Abb. 25:** SPI-Übertragung

Die Auswahl des SPI-Slaves erfolgt nicht über eine Adresse, sondern per Chip-Select-Leitung, die direkt mit dem Master verbunden ist. Durch das Chip-Select-Signal werden die internen Schieberegister der Slaves aktiviert (siehe *Abb. 26*).

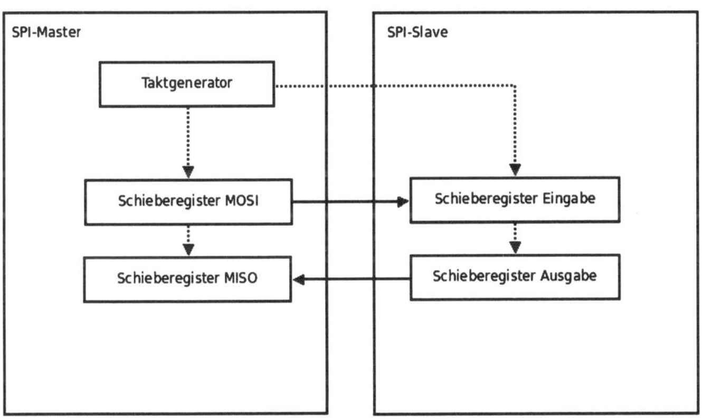


**Abb. 26:** SPI-Struktur

Der Mechanismus der SPI-Schnittstelle ist schnell und einfach erklärt. Master und Slave sind mit drei Leitungen verbunden:

- Clock-Signal
- Daten vom Master zum Slave, MOSI (Master Out Slave In)
- Daten vom Slave zum Master, MISO (Master In Slave Out)

Auf der Clock-Leitung erzeugt der Master für Slave einen Takt. Bei jeder steigenden Flanke (Wechsel von Low nach High) übernimmt der Slave den aktuellen Wert an der Leitung MOSI und bei jeder fallenden Flanke übernimmt der Master den Wert von MISO. Entsprechend muss der Master, bevor der Takt steigt, einen neuen Wert ausgeben und der Slave, bevor der Takt fällt, den Wert geändert haben. An den Enden der MISO- und MOSI-Leitungen befinden sich einfache Schieberegister, die entsprechend geladen oder entleert werden.

Sollen mehrere Slaves über einen SPI-Master (z. B. Octopus) angesteuert werden, müssen die Chip-Select-Leitungen der Slaves mit z. B. den IO-Pins von Octopus verbunden werden. Zum Kommunikationsaufbau müssen alle Chip-Select-Leitungen der Teilnehmer auf inaktiv geschaltet werden. Nur das Chip-Select-Signal für den gewünschten Kommunikationspartner muss aktiviert sein. Durch diesen Mechanismus können alle MOSI-, MISO- und Clock-Signale gleichzeitig mit allen Teilnehmern verbunden sein, ohne dass es zu Komplikationen kommt.

SPI-Bausteine gibt es in ähnlichem Umfang wie I2C-Bausteine:

- Displays
- Verstärker
- AD-/DA-Wandler
- Potenziometer
- Echtzeituhren
- Temperatursensoren
- Speicherkarten
- WLAN-Karten
- USB-Bausteine
- Port-Wandler
- usw.

Die SPI-Schnittstelle befindet sich an den Pins 28 (MISO), 27 (MOSI) und 26 (SCK) (siehe *Abb. 20*).

### CAN-Schnittstelle

Der CAN-Bus kommt aus der Autoindustrie und ist typischerweise für die Vernetzung von Peripherie im Kraftfahrzeug zuständig. CAN ist ein Multi-Master-Bus, d. h., jeder Teilnehmer auf dem Bus kann selbstständig Daten senden und empfangen. Über den CAN-Bus werden CAN-Nachrichten bzw. CAN-Objekte geschickt. Jede Nachricht enthält einen Objektidentifier, welcher ihren Inhalt näher beschreibt. Mit dieser Methode werden im CAN-Bus nicht die Geräte angesprochen, sondern allen Teilnehmern am Bus Informationen bereitgestellt. Jeder Teilnehmer kann selbst filtern bzw. entscheiden, welche Informationen für ihn wichtig sind.

Die Standards der CAN-Schnittstelle:

- ISO 11898-1:2003 Road vehicles Part 1: Data link layer and physical signalling
- ISO 11898-2:2003 Road vehicles Part 2: High-speed medium access unit
- ISO 11898-3:2006 Road vehicles Part 3: Low-speed, fault-tolerant, medium dependent interface

- ISO 11898-4:2004 Road vehicles Part 4: Time-triggered communication
- ISO 11898-5:2007 Road vehicles Part 5: High-speed medium access unit with low-power mode

CAN-Objekte können mit Octopus versendet und empfangen werden.

Die CAN-Schnittstelle befindet sich an Pin 39 (RXCAN) und Pin 38 (TXCAN) (siehe *Abb. 20*).

**UART-Schnittstelle**

Obwohl der UART („Universal Asynchronous Receiver Transmitter") am Computer nahezu ausgestorben ist, ist er in der Mikrocontroller-Welt noch weiterhin das Mittel für eine einfach zu implementierende Aus- bzw. Eingabe für Mikrocontrolleranwendungen. Octopus kann bis zu zwei UART-Verbindungen ansteuern.

Die UART-Schnittstellen befinden sich an Pin 18 (RX0) und 19 (TX0) bzw. Pin 36 (TX1) und 35 (RX1) (siehe *Abb. 20*).

**PWM-Funktionseinheit**

Puls-Weiten-Modulation ist das Schlagwort, wenn es um das Erzeugen analoger Signale geht. Abhängig von einem periodischen Signal und der Differenz der High- und Low-Phase können Spannungen nach einer Glättung des Rechtecksignals mit nahezu beliebiger Genauigkeit erzeugt werden.

Mit PWM erzeugt man Audioausgaben oder Steuersignale für Motoren und Lüfter. Octopus bietet zwei PWM-Einheiten an.

Die PWM-Pins befinden sich an Pin 30 (PWM1) und Pin 29 (PWM2) (siehe *Abb. 20*).

**Internes EEPROM**

Oft wird nicht nur eine einzige MSR-Schaltung (Octopus) in einem Projekt benötigt, sondern mehrere. Um sie auseinanderhalten zu können, benötigt man ein eindeutiges Merkmal pro Octopus. Zur eindeutigen Identifikation kann jedem Octopus eine eindeutige Nummer zugewiesen werden, die vor dem Arbeiten überprüft werden kann.

Es kann passieren, dass für einen Versuchsaufbau initiale Parameter oder Offset-Werte von Messreihen bzw. Fehler von Schaltungen kompensiert werden müssen. Hierfür eignet sich auch der EEPROM-Speicher, um die Daten direkt in Octopus abzulegen.

**Tabelle 3:** 4 KB EEPROM

| Speicher | Erste Adresse | Letzte Adresse | Speichergröße |
|---|---|---|---|
| EEPROM | 0 | 4095 | 4096 Byte |

## 4.3 Stückliste und Bauteile

Die Schaltung der Octopus-Platine teilt sich im Wesentlichen in zwei Komponenten auf (siehe *Abb. 27*):

In den USB-Teil, der direkt an den USB-Bus angeschlossen ist, und den Protokoll- und Funktionsteil, der in einem Mikrocontroller implementiert ist.

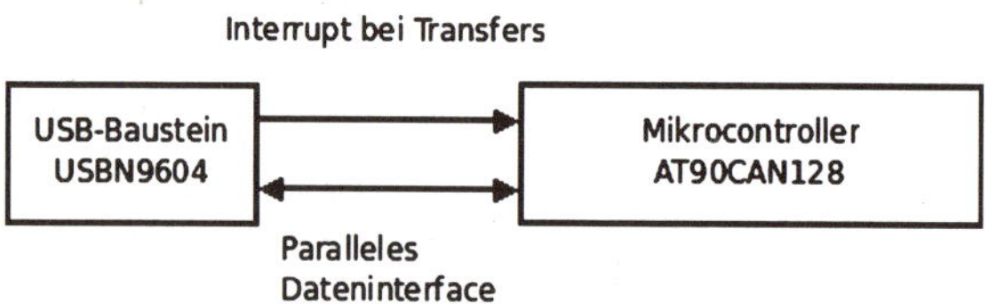


**Abb. 27:** USB-Baustein und Mikrocontroller

Wird ein Bauteil von einem Hersteller (USB- oder Mikrocontrollerbaustein) abgekündigt, können mit überschaubarem Aufwand beide Komponenten ausgetauscht werden. Jeder Baustein kann aufgrund seiner klaren und einfachen Funktion schnell durch kompatible Bausteine ersetzt werden.

Anforderungen an den Mikroprozessor:

- Es muss einen C-Compiler geben.
- Genügend freie IO-Ports müssen zur Verfügung stehen (für Anbindung des USB-Bausteins).
- Einfache Verarbeitung (Lötbarkeit)

Anforderung an den USB-Baustein:

- Physikalische Anbindung an den USB-Bus.
- Parallele Schnittstelle, SPI, DMA oder Ähnliches für die Anbindung an den Mikrocontroller.
- Genügend Endpunkt-FIFOs für die Kommunikation.

Auf der Octopus-Schaltung Version 2.0 wurde ein AT90CAN128 verbaut. Er bietet eine große Anzahl von IO-Ports und Schnittstellen an. Für die USB-Kommnunikation wurde ein USBN9604 von National-Semiconductor gewählt. Der Baustein ist einfach in der Handhabung und in den bekannten Elektronikläden zubekommen.

### Der Mikrocontroller AT90CAN128 von Atmel

Die Familie der 8-Bit-Prozessorn von Atmel hat sich bereits seit Jahren auf dem Markt etabliert. Die einfache Programmierung, die hohe Verfügbarkeit und der gute Preis haben die Mikrocontroller zu einer sehr interessanten Plattform gemacht. Bereits mit einer Handvoll Bauteilen kann eine kleine Schaltung erstellt werden.

**Der USB-Baustein USBN9604 von National Semiconductor**

Die USB-Kommunikation benötigt im USB-Gerät als Gegenstück zum USB-Treiber einen USB-Stack (Software). Der Baustein USBN9604 bietet für den USB-Stack im Gerät die passenden Register und Logikkomponenten für USB an:

- 64 Byte tiefe FIFO Speicher
- USB Decoder für die USB-Pakete
- Schnelles Interface für den Zugriff vom Mikrocontroller aus

**Tabelle 4:** Stückliste Octopus

| Bauteil | Name | Wert | Stück |
|---|---|---|---|
| IC1 | AT90CAN128-16MU | | 1 |
| IC2 | USBN9604SLB | | 1 |
| IC3 | MM74HC244MTCX | | 1 |
| LED1 – LED 7 | SMD-LED | Grün | 7 |
| STATUS-LED | SMD-LED | Rot | 1 |
| POWER-LED | SMD-LED | Grün | 1 |
| R16,R8, R33 | Widerstandsnetzwerk | 330 Ohm | 3 |
| CON_USB-B-THT | USB-B Buchse | | 1 |
| S1 | Taster | | 1 |
| CON_HEADER2 | zehnpolige Wannenbuchse | | 1 |
| C3,C4,C8,C10, C12,C13,C14,C15 | Kondensator | 100 nF | 7 |
| C5 | Kondensator | 1uF | 1 |
| C1,C2 | Kondensator | 15 pF | 2 |
| C9 | Kondensator | 47uF | 1 |
| R1,R2,R7 | Widerstand | 10K | 3 |
| R3 | Widerstand | 1M | 1 |
| R4 | Widerstand | 1,5K | 1 |
| Y1 | Quarz | 24 MHz | 1 |

## 4.4 Schaltplan und Funktionsweise

Die Schaltung besteht aus den bereits erwähnten Bausteinen AT90CAN128 (siehe *Abb. 28*) und USBN9604. Der USB-Baustein ist über einen Port des Mikrocontrollers angebunden. Kommunikation auf dem USB-Bus wird dem Mikrocontroller durch eine Interruptleitung mitgeteilt. Dadurch kann wertvolle Rechenzeit aufseiten des Octopus für die Realisierung des Protokolls und der Schnittstellen eingespart werden.

Der Mikrocontroller hat keinen eigenen Quarz. Der USB-Baustein verfügt über eine programmierbare Taktquelle, welche den Mikrocontroller versorgt. In der aktuellen Version der Firmware läuft der Mikrocontroller mit 16 MHz.

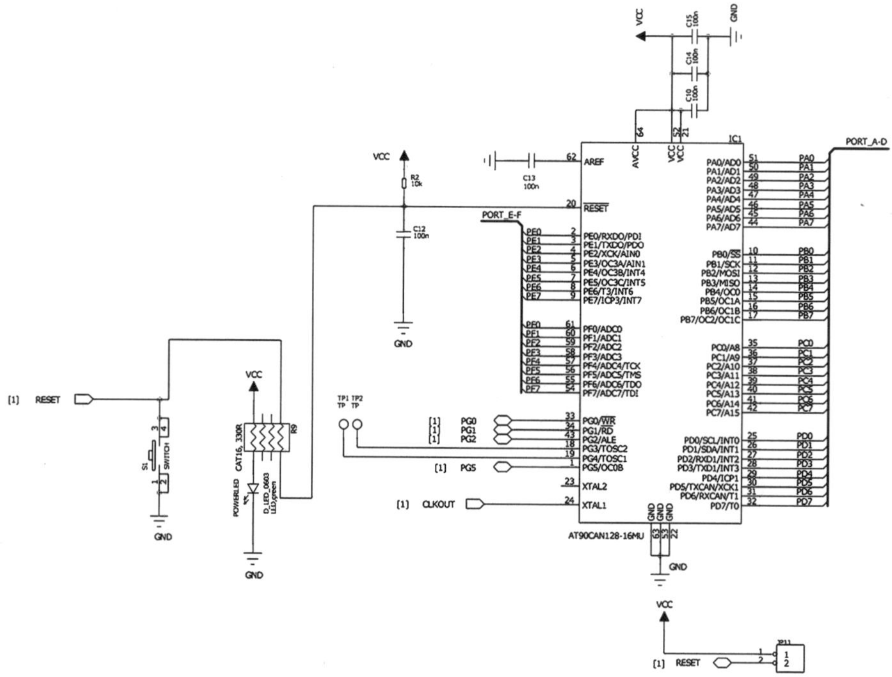


Abb. 28: Mikrocontroller, Beschaltung

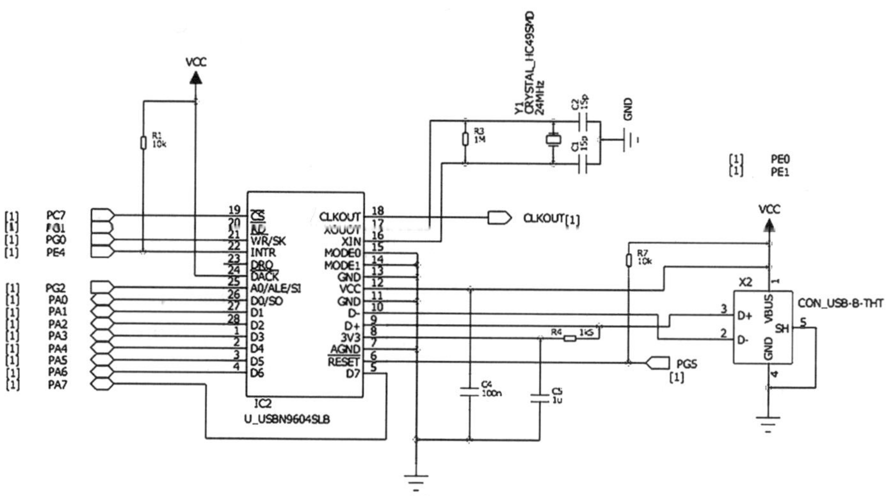


Abb. 29: USB-Baustein, Beschaltung

Der USB-Baustein ist parallel über einen Port des Mikrocontrollers angeschlossen. Optional kann der USB-Baustein ebenso per SPI oder DMA angeschlossen werden. Die Übertragung per SPI hingegen verspricht eine geringere Datenrate als das parallele Interface. Außerdem besitzt der Mikrocontroller keinen DMA-Controller, daher wurde der parallele Anschluss präferiert (siehe *Abb. 29*).

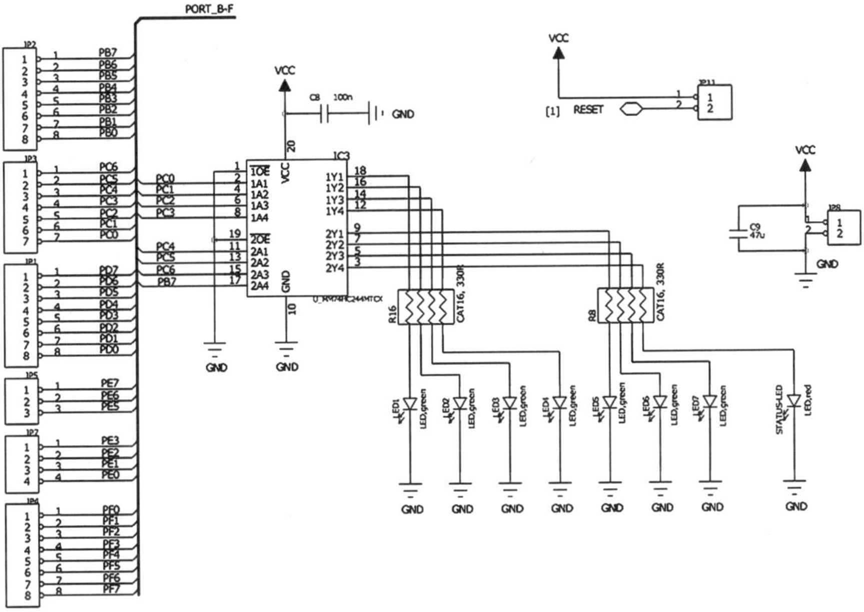


**Abb. 30:** Leuchtdioden, Bustreiber und Anschlusspins

Den USB-Baustein USBN9604 gibt es als lötbare SOIC-28-Version. Der AT90CAN128 ist als TQFP100-Version verfügbar, die sich noch relativ gut mit einem normalen Lötkolben und feinem Lötzinn verarbeiten lässt.

Die Stromversorgung wird direkt vom USB-Bus abgegriffen ohne zusätzliche Anpassung von Spannung oder Strom(siehe *Abb. 31*). Alle Komponenten liegen in dem spezifizierten USB-Spannungsbereich von 4,5–5,5 Volt.

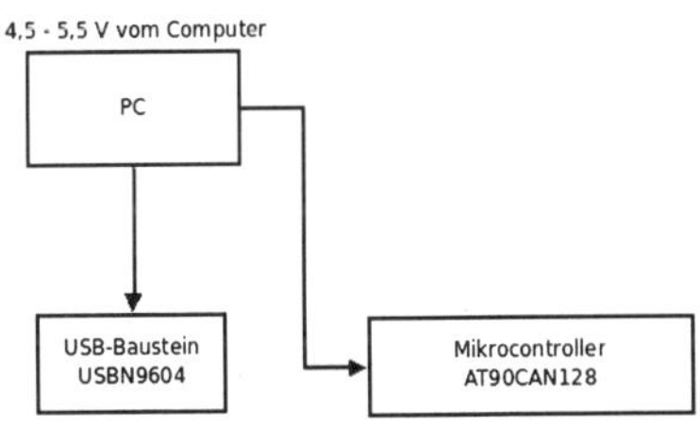


**Abb. 31:** Stromversorgung ohne Spannungswandler vom PC

Die Port-Leitungen für den Anschluss externer Komponenten sind direkt auf den Pinleisten nach außen geführt. Dadurch kann flexibler mit Octopus gearbeitet werden. Durch externe Beschaltung wird definiert, wie Pullup- oder Pulldown-Widerstände verwendet werden sollen.

Für die Programmierung des Mikrocontrollers befindet sich eine zehnpolige Anschlussbuchse in der Schaltung. Diese Leitung kann entweder als externe IO-, SPI- oder Programmierschnittstelle verwendet werden.

Als zweiter externer Anschluss ist eine weitere vierpolige Stiftleiste für ein RS232-Terminal vorhanden.

Auf der Schaltung befindet sich eine weitere Komponente, ein IC 74HC244. Dieser Baustein ist ein Bustreiber und ermöglicht eine Trennung der Leuchtioden-Schaltung vom externen Port, an den normalerweise MSR-Komponenten angeschlossen werden. Unter Verwendung der Leitungen PC0 – PC6 bzw. PB7 kann ohne Rücksicht auf die Leuchtdioden gearbeitet werden. Der Effekt, dass die Leuchtdioden im Takt eines angelegten IO-Signals mitflackern, stört nicht.

Zu guter Letzt befindet sich noch ein Reset-Taster auf der Schaltung. Nach dem Drücken des Tasters startet das interne Programm im Mikrocontroller neu, falls bei einer Programmierung einmal alles hängen sollte.

Im Anhang auf der CD befinden sich alle Schaltpläne und Dateien für das Programm Eagle zum Selberätzen der Platine.

## 4.5 Inbetriebnahme/Montage

Entscheidet man sich, die Platine im Internet zu kaufen, so erhält man eine fast fertig montierte Platine.

Inhalt des Bausatzes:

- Vorprogrammierte Octopus Platine mit montierten Bausteinen
- USB-Buchse zum Anlöten
- Stiftleiste für den externen Anschluss
- zehnpolige Programmierbuchse

Der Bautsatz kann im Internetshop von embedded projects günstig bezogen werden: http://shop.embedded-projects.net

Ist der Octopus nicht programmiert oder wurde er selbst gebaut, wird zusätzlich ein AVR-Programmer benötigt. Die Programmierbuchse auf der Anschlussleiste entspricht der originalen Belegung von ATMEL. Daher können beliebige AVR-Programmer für das Einspielen der Firmware eingesetzt werden:

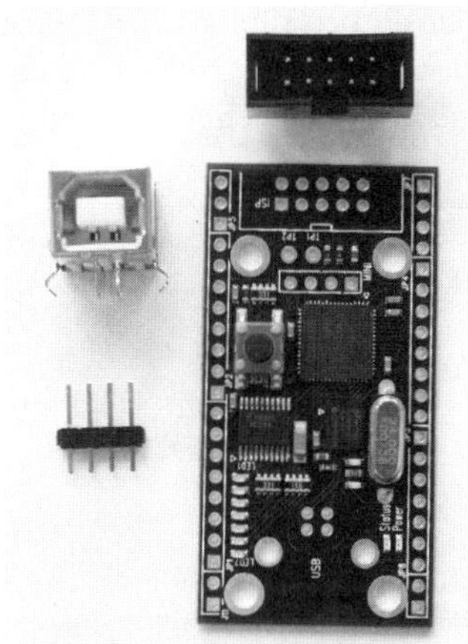

Abb. 32: Octopus Bausatz

- USBprog (unter anderem AVRISP mkII, ARM-Programmer, RS232-Interface) von emedded projects http://www.embedded-projects.net/usbprog
- Eigenbau Parallelport Kabel BSD http://www.bsdhome.com/avrdude/
- Originaler AVRISP mkII von Atmel http://www.atmel.com/dyn/products/tools_card.asp?tool_id=3808

**Auspacken und loslegen**

Nach dem Auspacken kann es direkt losgehen. Alle Bauteile, bis auf die USB-Buchse, den zehnpoligen Stecker und die vierpolige Anschlussleiste, sind bereits montiert. Für die Endmontage werden nur etwas Lötzinn und ein Lötkolben benötigt.

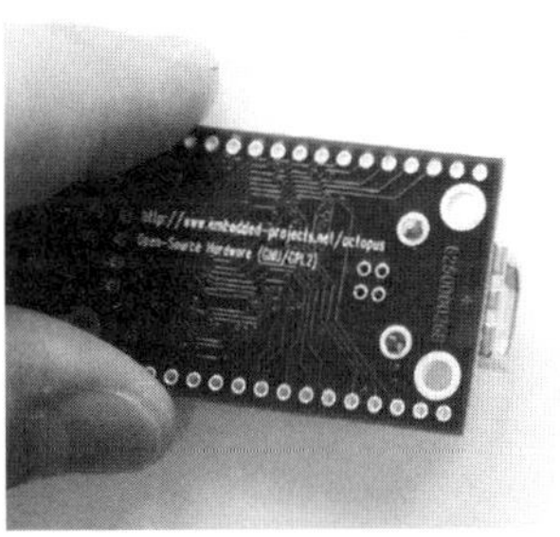

Abb. 33: USB-Buchse fixieren

Der USB-Stecker kann, nachdem er in die Löcher gesteckt worden ist, an den vier Kontakten festgelötet werden (siehe *Abb. 33*). Wichtig ist es, zusätzlich an den beiden außenstehenden Halterungen mit genügend Lötzinn einen Kontakt und somit eine Befestigung zu schaffen (siehe *Abb. 34*).

Ebenso wird mit dem Wannenstecker verfahren. Erst einstecken und an einer Ecke anlöten (Achtung! Auf Orientierung achten – siehe Druck auf Platine). Position prüfen und gegebenenfalls Lötzinn nochmals erhitzen und Stecker nachpositionieren. Passt die Position, können alle zehn Kontakte angelötet werden (siehe *Abb. 35*).

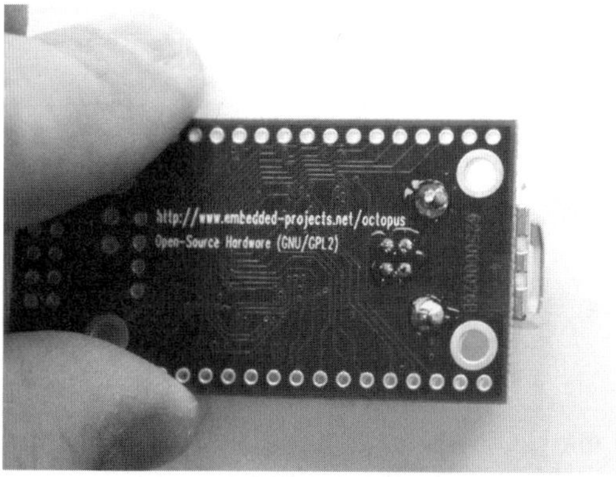


**Abb. 34:** USB-Buchse gelötet

Abhängig vom Einsatzbereich der Schaltung können auf den Pin-Reihen links und rechts Stiftleisten oder Buchsenleisten montiert werden. Da für alle Projekte in diesem Buch immer mit einer Lochrasterplatine eine Testschaltung für Octopus gebaut wird, werden wir Stiftleisten montieren und diese später fest mit der Lochrasterplatine verlöten. Am besten funktioniert der Einbau der Stiftleisten nach demselben Prinzip wie oben bei der Wannenbuchse: Erst vorsichtig mit einem Lötpunkt die Stiftleiste fixieren und ausrichten (siehe *Abb. 36*).

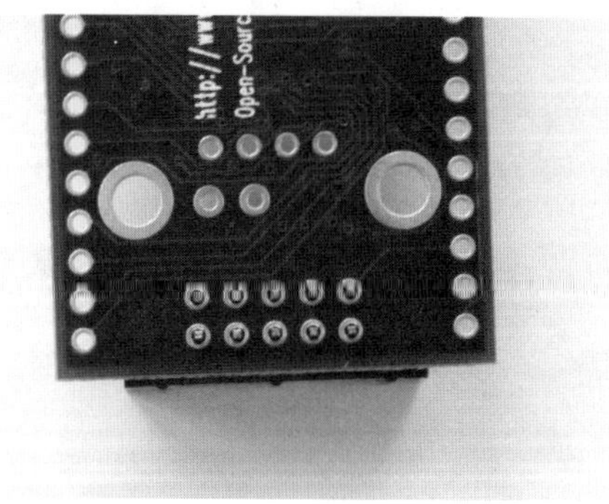

**Abb. 35:** Programmierbuchse fixieren

Anschließend alle weiteren Anschlüsse fertig verlöten. Als Ergebnis sollte Octopus wie in *Abb. 37* aussehen.

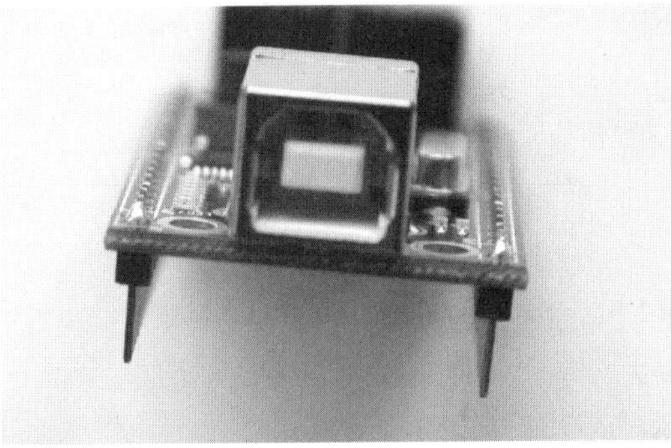

**Abb. 36:** Stiftleisten ausrichten

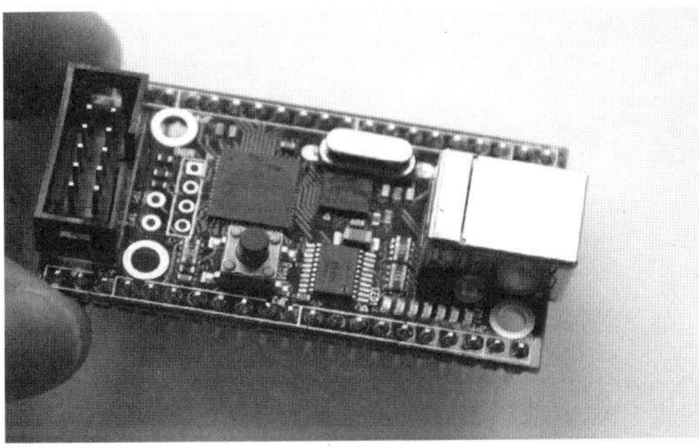

**Abb. 37:** Fertiger Octopus

Sind alle Komponenten gelötet, kann der erste Funktionstest gestartet werden. Direkt nach dem Anstecken der Platine per USB am Computer sollten die Leuchtdioden auf der Platine mit einer kurzen Blinksequenz eine erste Aktivität zeigen (wenn eine programmierte Version aufgebaut worden ist).

Falls die Programmierung noch benötigt wird, geht es hier weiter, andernfalls bei dem Punkt „Erster Funktionstest" am Ende dieses Kapitels.

### Installation der Firmware

Die eigene Installation der Firmware bedeutet noch ein Stück mehr Unabhängigkeit und wird an späterer Stelle sehr hilfreich sein. Die Firmware kann, wenn die Software einmal eingerichtet ist, einfach ausgetauscht werden. Soll mit der Schaltung intensiver gearbeitet werden, ist jedem Leser zu empfehlen, sich den Prozess einmal aufzubauen.

Für die Programmierung der Firmware werden benötigt:

- Programmieradapter für AVR-Controller (z. B. USBprog)
- Software zum Flashen einer neuen Firmware (z. B. avrdude)

In der Konfiguration für Octopus wird der Programmieradapter USBprog (siehe *Abb. 38*) gewählt. Dies ist ein freier AVR-Programmer, der neben der AVR-Programmierung noch weitere Prozessoren bei der Entwicklung unterstützt. Zudem bietet der Adapter ein USB-RS232-Interface an, welches an Octopus angeschlossen werden kann.

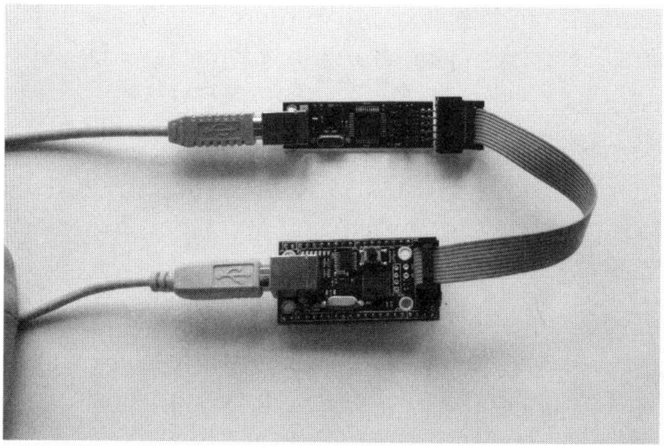

**Abb 38:** Mit USBprog Octopus programmieren

Wird ein eigener oder anderer Programmieradapter eingesetzt, kann die Firmware direkt mit den bekannten Umgebungen eingespielt werden (Hinweis: Wichtig ist, dass die FUSE-Bits entsprechend eingestellt werden). Für alle, die noch keine Erfahrung mit einem AVR-Programmieradapter haben, sind im Folgenden die einzelnen Schritte beschrieben:

Die Installation kann unter Windows oder GNU/Linux vorgenommen werden. Unter Mac OS sollte der Großteil der Schritte ebenfalls laufen.

Alle sich im Buch befindenden Versuche und Quelltexte können auf Windows und GNU/Linux vollzogen werden. Da es viele verschiedene GNU/Linux-Versionen auf dem Markt gibt, fiel die Entscheidung für dieses Buch auf die Distribution Ubuntu in der Version 9.04. Eine kurze Einführung in die Installation von Ubuntu befindet sich in Kapitel 5.

**Schritt 1**: Installation der USB-Bibliothek für das Flashtool *avrdude*

In Linux muss per Paketverwaltung das Paket *libusb* installiert werden.

Unter Ubuntu kann auf dem Terminal folgender Befehl eingegeben werden:

*sudo apt-get install libusb-0.1-4*

Nach der Eingabe des Befehls muss das Passwort des Benutzers eingegeben werden.

**Schritt 2**: Installation der Treiber für USBprog

Abhängig von Windows oder Linux unterscheidet sich dieser Schritt insofern, als er bei Linux übergangen werden kann. In Linux braucht man für den Zugriff auf den Programmieradapter keine eigenen Treiber, es genügt die Installation der USB-Bibliothek aus Schritt 1.

Die Treiber für Windows befinden sich im Softwarepaket WinAVR. Dieses muss vorab von der CD aus dem Buch (Im Ordner WinAVR befindet sich hierfür eine EXE-Datei) oder aus dem Internet http://winavr.sourceforge.net in der aktuellsten Version installiert werden.

Unter Windows müssen die Treiber nach dem Anstecken (siehe *Abb. 39*) von USBprog an USB manuell ausgewählt werden. Die Treiber befinden sich im Ordner C:\Programme\WinAVR-20090313\utils\libusb\bin (siehe *Abb. 40*). Wurden die Treiber gefunden, meldet Windows die erfolgreiche Installation mit dem Dialog aus *Abb. 41*.

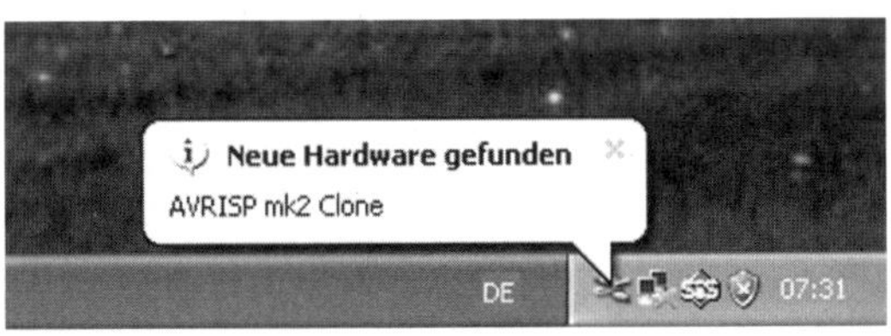


**Abb. 39:** USBprog wird als AVR-Programmer erkannt

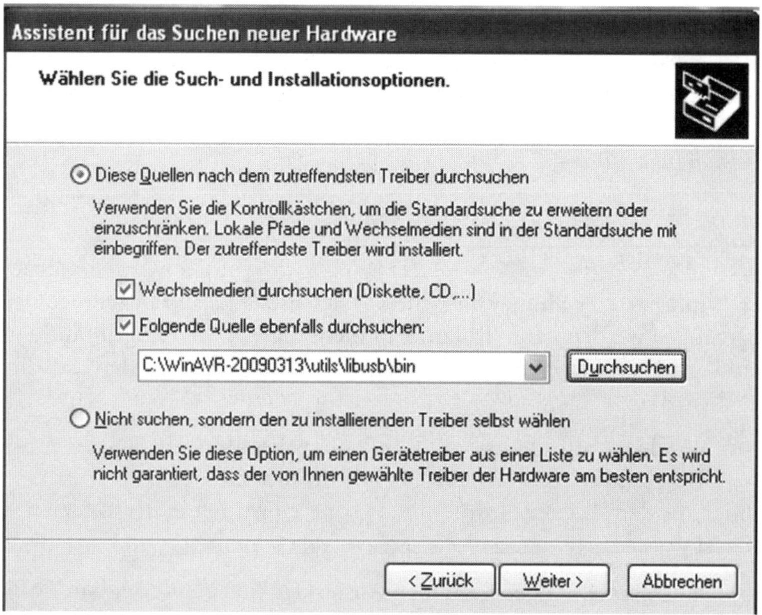


**Abb. 40:** Verzeichnis mit USBprog AVR-Programmer-Treiber

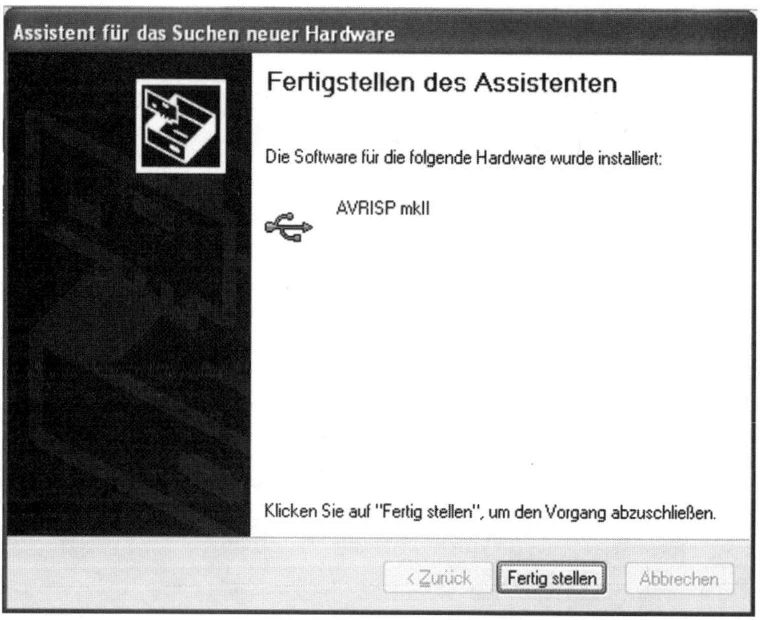
Assistent für das Suchen neuer Hardware
Fertigstellen des Assistenten
Die Software für die folgende Hardware wurde installiert:
AVRISP mkII
Klicken Sie auf "Fertig stellen", um den Vorgang abzuschließen.
< Zurück
Fertig stellen
Abbrechen

**Abb. 41:** Erfolgreiche Treiberinstallation

**Schritt 2**: Installation des Programmiertools *avrdude*

Nachdem die Treiber für den Programmieradapter erfolgreich installiert worden sind, kann das Programmiertool installiert werden. Dies ist unter Windows bereits geschehen, denn es ist Bestandteil des Softwarepakets WinAVR.

Unter Ubuntu reicht es, mit der Paketverwaltung das Paket wieder einzuspielen:

*sudo apt-get install avrdude*

Wenn der Zeitraum zum letzten Aufruf von dem Befehl *sudo* (wird immer benötigt bei Root-Rechten) zu groß war, wird das Passwort des Benutzers nochmals abgefragt.

**Schritt 3**: Erste Kontaktaufnahme mit dem Prozessor auf Octopus

Der erste Kontakt mit dem Programmer USBprog auf Octopus ist nicht mehr weit. Zuerst müssen alle Kabel miteinander verbunden werden (siehe *Abb. 42*):

- USB-Kabel: USBprog zum Computer
- USB-Kabel: Octopus zum Computer
- zehnpoliges Flachbandkabel: zwischen USBprog und Octopus

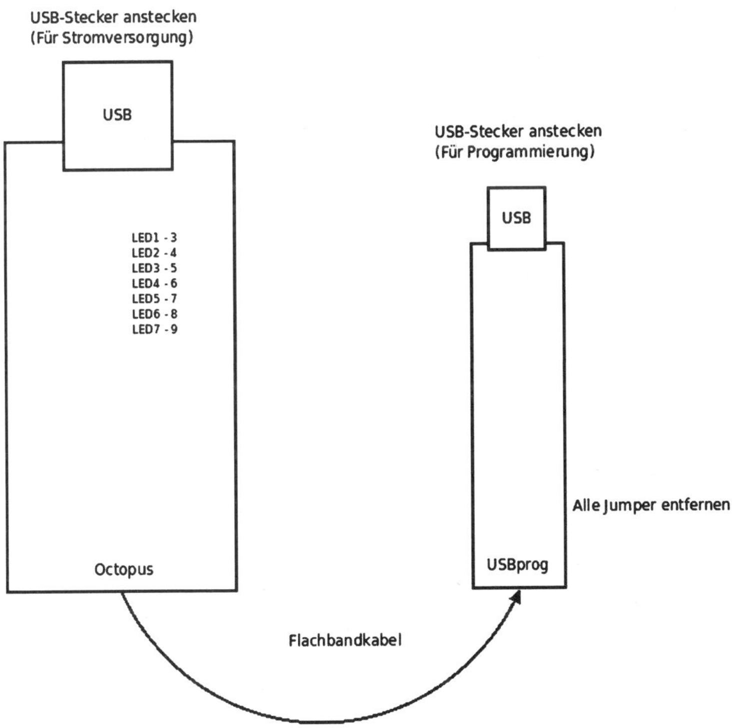


**Abb. 42:** USBprog-Anschluss an Octopus

Auf dem USBprog sollten alle Jumper entfernt sein. Octopus und USBprog müssen direkt mit jeweils einem eigenen Kabel mit dem PC verbunden werden. Da noch keine Firmware auf dem Octopus installiert ist, sollte Windows nach dem Anstecken nicht nach einem Treiber fragen.

USBprog und Octopus müssen jetzt nur noch mit dem zehnpoligen Flachbandkabel miteinander verbunden werden. Dank der Führungen am zehnpoligen Kabel ist ein falsches Anstecken unmöglich.

Steht die Verbindung, kann auf der Kommandozeile unter Windows oder Linux folgender Befehl eingegeben werden.

Für Linux:

*sudo avrdude -p c128 -c avrisp2 -P usb*

Für Windows:

*avrdude.exe -p c128 -c avrisp2 -P usb*

Unter Windows kann es geschehen, dass der Befehl nicht in einem Verzeichnis liegt, das im Systempfad angegeben ist. Entweder geht man direkt in das Verzeichnis *C:\Programme\WinAVR\bin* und führt dort den Befehl aus, oder man fügt über die Systemsteuerung das *bin*-Verzeichnis aus dem Ordner WinAVR dem Systempfad hinzu.

Als Ergebnis sollte jeweils eine Ausgabe erscheinen, die eine korrekte Prozessornummer (Vergleichswert dem Programm *avrdude*, mitgegeben über den Parameter-c128) bestätigt. Tritt hier kein Ergebnis oder ein Ausdruck mit vielen 0xFF-Werten auf, stimmt meist etwas mit der Verkabelung oder der Treiberinstallation nicht. Am besten werden alle Kabelverbindungen und Treiberinstallationen überprüft.

Manchmal passiert es auch, dass das Programmierinterface Octopus zu schnell nach der Signatur fragt. In diesem Fall sollte der weitere Parameter -B 10 die Geschwindigkeit drosseln. Der Aufruf lautet wie folgt:

Für Linux:

*sudo avrdude -p c128 -c avrispv2 -P usb -B 10*

Für Windows:

*avrdude.exe -p c128 -c avrispv2 -P usb -B 10*

**Schritt 4**: Programmierung der Konfiguration des AVRs (Fuse Bytes)

Da jetzt die Kommunikation zwischen USBprog und Octopus möglich ist, kann der Mikroprozessor programmiert werden. Die Programmierung teilt sich in zwei Phasen auf: in die Programmierung der sogenannten FUSE-Bits, die eine Grundkonfiguration des Prozessors ermöglichen, und zum anderen in die Programmierung der Firmware.

Bei der Programmierung der FUSE-Bits ist Vorsicht geboten. Mit einer falschen Einstellung kann man sich beim Octopus „aussperren“. Hält man sich aber an die im

Folgenden aufgezeigten Befehle und kontrolliert diese gewissenhaft vor dem Absenden, sollte nichts schiefgehen.

**Hinweis:** Sollten Sie sich ausgesperrt haben, wenden Sie sich an einen Spezialisten, oder suchen Sie im Internet nach dem Stichwort: „Parallelprogrammierung AVR“.

Programmierung der FUSE-Bits unter Linux (nach jeder Zeile Enter-Taste drücken):

*sudo avrdude -p c128 -c avrispv2 -P usb -U lfuse:w:0xe0:m*

*sudo avrdude -p c128 -c avrispv2 -P usb -U efuse:w:0xff:m*

*sudo avrdude -p c128 -c avrisp2 -P usb -U hfuse:w:0xdd:m*

Programmierung der FUSE-Bits unter Windows (nach jeder Zeile Enter-Taste drücken):

*avrdude.exe -p c128 -c avrispv2 -P usb -U lfuse:w:0xe0:m*

*avrdude.exe -p c128 -c avrispv2 -P usb -U efuse:w:0xff:m*

*avrdude.exe -p c128 -c avrispv2 -P usb -U hfuse:w:0xdd:m*

Nach der Programmierung kann zum Test nochmals die Signatur ausgelesen werden. Klappt dies nicht mehr, kann dies nach dem Programmieren der FUSE-Bits mehrere Ursachen haben:

- USBN9604 arbeitet nicht korrekt und versorgt Mikrocontroller mit keinem Takt. Dies kann nur mit einem Oszilloskop herausgefunden werden.
- Falls der USBN9604 sehr warm wird, kann dies auf ein Fehlverhalten hinweisen.
- Die Schaltung hat sich aufgehängt. Am besten nochmals alle Kabel verbinden und neu anstecken.

**Schritt 5**: Programmierung der Firmware

Nachdem die FUSE-Bits erfolgreich programmiert worden sind, fehlt nur noch die eigentliche Firmware, die Octopus zum Leben erweckt.

Im Ordner octopususb/firmware liegt die aktuelle, fertige Version(octopus.hex). Neuere Firmwares können ebenfalls über die Projekt-Homepage (http://www.embedded-projects.net/octopus) heruntergeladen werden.

Befehl für die Programmierung der Firmware unter Linux:

*sudo avrdude -p c128 -c avrispv2 -P usb -U flash:w:octopus.hex*

Befehl für die Programmierung der Firmware unter Windows:

*avrdude.exe -p c128 -c avrispv2 -P usb -U flash:w:octopus.hex*

Nach der Programmierung sollte unter Linux mit dem Befehl *lsusb* Octopus erscheinen. Unter Windows müsste nach der Programmierung der typische USB-Sound ertönen und Windows nach einem Treiber fragen.

Der aktuelle Treiber für Windows findet sich auf der CD unter *octopususb/drivers/windows.*

Sollte die Programmierung nicht funktioniert haben, könnten mögliche Punkte getestet werden:

- Nochmaliges Einstecken aller Komponenten in der Reihenfolge: USBprog mit PC verbinden, Octopus mit PC verbinden, USBprog und Octopus mit Flachbandkabel verbinden. Programmierung wiederholen.
- Unter Umständen kann es sein, dass der Takt für den Mikroprozessor vom USB-Baustein nicht korrekt erzeugt wird. Eventuell hilft eine neue Programmierung mit dem zusätzlichen Parameter -B 10 beim Befehl avrdude um sicher zu sein, dass nicht zu schnell programmiert worden ist.

**Erster Funktionstest**

Beim Anschluss der Octopus-Platine sollte an den Leuchtdioden ein einfaches kurzes Lauflicht erscheinen. War dieser Test erfolgreich, liefert der USB-Baustein einen Takt und das Programm im Prozessor wurde erfolgreich gestartet.

Verlangt Windows nach einem Treiber, so kann dieser nochmals aus dem Ordner *octopususb/drivers/windows* installiert werden.

Nachdem das Lauflicht beendet ist, leuchtet nur noch die Power-LED. Später bei der Kommunikation wird die Status-LED noch regelmäßig aufleuchten. Die erste Kommunikation mit dem Baustein wird im Rahmen der Installation der Softwareumgebung für die Betriebssysteme Windows XP und GNU/Linux im nächsten Kapitel gesondert beschrieben.

# 5 Softwareumgebung Octopus

Die Hardware Octopus ist nur ein kleiner Teil des Gesamtprojekts. Sie bietet nur die Hardwareplattform für viele Möglichkeiten. Die tatsächliche Funktion kommt erst durch die Software in das Projekt.

In Octopus gibt es an verschiedenen Stellen unterschiedliche Anwendungen:

- Software im Mikrocontroller: Firmware.
- Standard-Octopus-Bibliothek: liboctopus.
- Allgemeine USB-Bibliothek: libusb für den Zugriff auf USB-Geräte.
- Octopus GUI: grafische Oberfläche zum Testen der Funktionen.
- Software-Wrapper für den Zugriff auf liboctopus aus Java, C#, Perl, Python etc.

Die Software, die auf dem Computer für die Versuche und MSR-Aufgaben laufen muss, wurde für das Buch so gewählt oder geschrieben, dass sie auf den gängigen Betriebssystemen Windows und Linux einsetzbar ist. Dies soll zudem eine Anregung sein, eigene Entwicklungen vielleicht auch auf diesem unabhängigen Weg mit freier Software zu entwickeln. Eine Installation unter MacOS und diversen UNIX-Derivaten ist auf diesem Weg meist ebenfalls mit den erzeugten Quelltexten möglich.

**Software im Mikrocontroller: Firmware**

Im Mikrocontroller auf der Octopusplatine befindet sich ein Programm, das den Zugriff per USB auf die Peripherie und Schnittstellen des Mikrocontrollers erlaubt. Die Software ist in C geschrieben und kann mit einem „GCC C-Compiler" für AVR-Controller übersetzt werden. Die „GCC-Toolchain" bzw. Compiler-Sammlung ist ein freies Projekt, das viele bekannte Prozessoren unterstützt. Aktuelle Versionen des Compilers findet man für Windows unter http://winavr.sourceforge.net und für Linux unter http://www.gnu.org im Internet.

Der Quelltext der Octopus-Firmware ist in einzelne Module unterteilt und kann dadurch einfach und überschaubar modifiziert werden. Will man in die Programmierung der Firmware einsteigen, muss man sich mit der Programmierung von AVR-Mikroprozessoren auskennen oder erst einlesen.

**Standard Octopus-Bibliothek: liboctopus**

Für den Zugriff auf die einzelnen Schnittstellen und Einheiten auf Octopus gibt es eine eigene Bibliothek. Unter Windows kann die Bibliothek entweder statisch mit in die eigene Anwendung gelinkt oder dynamisch als DLL-Datei eingebunden werden. Für GNU/Linux gilt natürlich das Gleiche.

Die Funktionsnamen der Bibliothek wurden so intuitiv wie möglich gewählt. Mehr zu der Bibliothek gibt es in Abschnitt 5.1.

**Allgemeine USB-Bibliothek: libusb für den Zugriff auf USB-Gertäte**

Jede Hardware benötigt unabhängig vom Betriebssystem immer einen Treiber. Treiberentwicklung jedoch ist nicht immer die einfachste Disziplin in der Informatik. Mit der Bibliothek *libusb* wurde deshalb eine betriebssystemunabhängige Möglichkeit geschaffen, den Zugriff auf die USB-Schnittstellen direkt aus dem sogenannten User-Space anzusprechen. Das USB-Gerät kann über einfache Funktionsaufrufe aus einem eigenen Programm heraus angesteuert werden.

Mit der Bibliothek werden also einfache USB-Kommunikationsfunktionen angeboten, die einen für einfache USB-Geräte völlig ausreichenden Zugriff ermöglichen (ohne komplizierte Treiberentwicklung).

Unter GNU/Linux genügt es, die Bibliothek durch die Paketverwaltung zu installieren. Unter Windows werden die notwendigen Dateien zusammen mit der Installation der Treiber installiert. Soll zusätzlich unter Windows und GNU/Linux das Gerät nicht nur verwendet, sondern mit diesem auch programmiert werden, so müssen zusätzlich auf beiden Betriebssystemen noch die Entwickler-Headerdateien installiert werden. Mehr dazu aber in Kapitel 5.2.

**Octopus GUI: grafische Oberfläche zum Testen der Funktionen**

Das Programm Octopus-GUI (*Abb. 43*) ist ein Funktionstester für Octopus. Es ermöglicht einen einfachen Zugriff auf die Funktionen. Die Software läuft im Moment nur unter Linux.

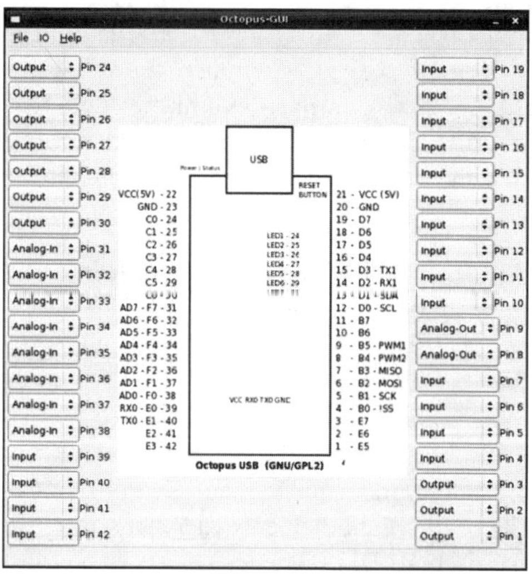


**Abb. 43:** Octopus GUI

**Software-Wrapper für Zugriff auf liboctopus aus Java, C#, Perl, Python etc.**

Um einen Zugriff möglichst vieler Programmiersprachen auf Octopus zu erlauben, wurde auf einen Wrapper-Generator (SWIG http://www.swig.org) zurückgegriffen. Mit ein paar Konfigurationsdateien können mit dem freien Wrapper-Generator basierend auf einer Bibliothek in C Zugriffsdateien für verschiedenste Programmiersprachen mit geringem Aufwand erzeugt werden:

- C# Mono
- C# MS .NET
- Java
- Lua
- Octave
- Perl
- PHP
- Python
- R
- Ruby
- Tcl/Tk

Für die Sprachen Java, C# MS, .NET, Ruby und Python existieren Beispiele auf der CD zum Buch. Der Wrapper-Generator ist – wie alle anderen verwendeten Anwendungen und Bibliotheken – ein freies Open-Source-Projekt. Das heißt, dass jederzeit das Programm aus dem Internet oder von der CD kopiert werden und verwendet werden kann.

Auf der CD zum Buch befinden sich momentan die aktuellen Versionen für Windows, Linux und MacOS.

## 5.1 Die Softwareschnittstelle

Programmiersprachenunabhängig erfolgt der Zugriff auf Octopus immer über die zentrale Bibliothek *liboctopus*. Die Zwischenschnittstellen für den Zugriff aus anderen Programmiersprachen außer C und C++ (erzeugt durch den Wrapper-Generator SWIG) bieten ausschließlich eine Konvertierung der Funktionsaufrufe auf die neue Sprache an. Die eigentliche Logik und die Daten bleiben in der Urspungsbibliothek. Diese Kapselung hat vor allem beim Zugriff auf neue Bibliotheken den Vorteil, dass nicht jedes Mal alle Algorithmen portiert werden müssen.

Wie in *Abb. 44* dargestellt, gibt es bei der Kommunukation mit dem USB-Gerät eine strikte Trennung der Aufgaben der beteiligten Komponenten. Die Struktur ist typisch für USB-Geräte und sollte bei eigenen Geräten übernommen werden.

Durch den Einsatz der Bibliothek *libusb* kann das Thema Treiberentwicklung vollständig ausgeklammert werden, und zusätzlich ist es nur mit wenig Aufwand verbunden, die Software auf Betriebssysteme wie GNU/Linux, Windows, MacOS oder UNIX zu portieren, gleichgültig, mit welcher Implementierung gestartet wurde.

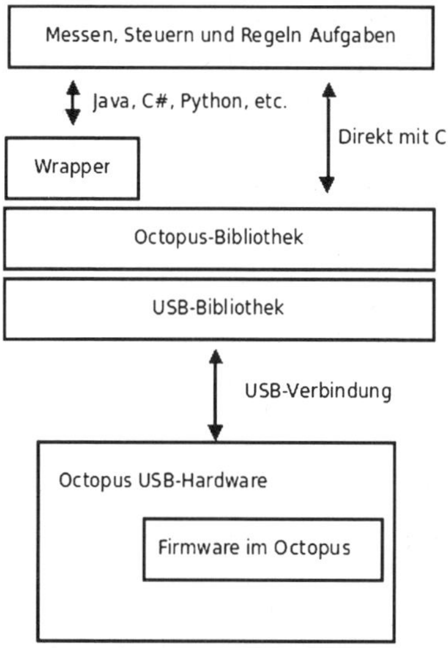


**Abb. 44:** Softwarestruktur Octopus

Unabhängig von einer Programmiersprache kann jetzt die API von Octopus betrachtet werden. Es gibt ein paar prinzipielle Regeln, die man zuvor kennen sollte:

- Alle Pins sind nach dem Einschalten als IO-Pin-Ausgang nutzbar.
- Soll eine Alternativfunktion genutzt werden (nicht IO-Pin), muss zuvor per Funktionsaufruf auf die Alternativfunktion gewechselt werden. Die Funktionen zum Initialisieren enden immer mit _init, die zum Wechseln auf die IO-Pin Funktion mit _deinit.
- Jeder Pin hat eine eindeutige Nummer. Egal, von wo aus man sich auch immer auf ein Pin bezieht, muss diese Nummer angegeben werden. Bei den Funktionen für den Analog-Digital-Wandler muss als Parameter auch die eindeutige Pin-Nummer angegeben werden und nicht der AD-Wandler-Kanal.
- Die Funktionen sind nach Funktionsgruppen geordnet. Funktionen einer Gruppe beginnen daher immer mit dem gleichen Präfix. Beispiel: Alle I2C-Funktionen beginnen mit octopus_i2c, alle AD-Wandler Funktionen mit octopus_adc usw.
- Octopus muss vor dem Arbeiten mit Funktionen über die Bibliothek auf dem USB-Bus gesucht werden, z. B. anhand der Herstellernummer, Seriennummer oder Ähnlichem. Wurde Octopus gefunden, kann die Verbindung geöffnet und gearbeitet werden. Dieser Mechanismus erlaubt den Zugriff auf mehrere Octopus-Platinen.

Die Funktionen sind in drei Gruppen aufgeteilt:

1. Funktionen zum Initialisieren und Beenden der Kommunikation.
2. Funktionen für die Kommunikation und zum Abfragen des allgemeinen Status von Octopus.
3. Funktionen zum Ansteuern der Schnittstellen (Schnittstellenspezifisch).

Im Folgenden werden die Funktionen dieser drei Gruppen vorgestellt. Auf Beispielimplementierungen mit diesen Funktionen wird in Kapitel 6 eingegangen. Des Weiteren finden sich noch einige Beispiele auf der CD zum Buch und im Softwarearchiv von Octopus auf der Internetseite http://www.embedded-projects.net/msr.

Die folgende Notation der Quelltexte entspricht der C-Bibliothek.

### Gruppe 1: Funktionen zum Initialisieren und Beenden der Kommunikation

Jede Kommunikation mit Octopus muss korrekt geöffnet und wieder beendet werden. Beim Initialisieren und Öffnen von Octopus werden interne Variablen gesetzt und Speicher reserviert. Wird dieser Schritt übergangen, kommt es zu undefinierten Abstürzen. Nachdem die Kommunikation beendet ist, muss im Umkehrschluss die Verbindung wieder korrekt geschlossen werden, damit genau diese Datenstrukturen und Variablen, welche nicht mehr benötigt werden, aus dem Arbeitsspeicher entfernt werden.

**int octopus_init(struct octopus_context *octopus);**

Dies ist die Funktion zum Initialisieren der Datenstruktur *octopus*. Sie wird als Handle für die Kommunikation benötigt und muss jedem weiteren Funktionsaufruf als Parameter übergeben werden. Der Aufruf muss immer am Anfang einer Sitzung erfolgen.

Im Erfolgsfall erhält man einen positiven Rückgabewert der Funktion.

**int octopus_open(struct octopus_context *octopus);**

Mit der Funktion *octopus_open* wird das erste gefundene Octopus-Gerät für die Kommunikation ausgewählt. Bei Verwendung von nur einem Gerät ist diese Funktion völlig ausreichend. Soll jedoch mit mindestens zwei Octopus-Geräten gearbeitet werden, kann beim Aufruf der Funktion nicht definiert werden, welches Gerät ausgewählt wird. Hierfür gibt es Funktionen wie *octopus_open_id* oder *octopus_open_serial*, mit denen direkt ein hardwarespezifischer Parameter beim Öffnen der Kommunikation mit übergeben werden kann.

Im Erfolgsfall erhält man einen positiven Rückgabewert der Funktion. Unter GNU/Linux muss beim Öffnen darauf geachtet werden, dass der Benutzer genügend Rechte hat, um auf das Gerät zugreifen zu können. Mehr Informationen gibt es dazu in Abschnitt 5.3.

**int octopus_open_dev(struct octopus_context *octopus, struct usb_device *dev);**

Die Datenstruktur *usb_device* wird von der Bibliothek *libusb* geliefert. Soll nach eigenen speziellen Regeln der Datenbaum (in Kapitel 2 bezeichnet als Liste im Betriebssystem) der Bibliothek *libusb* durchsucht werden, kann man, nachdem das Gewünschte gefunden worden, ist mit der Funktion *octopus_open_dev* ein Octopus-Handle für die weitere Kommunikation erzeugen.

**int octopus_open_id(struct octopus_context *octopus, int vendor, int product);**

Wurde im Octopus-Gerät durch eine Änderung der Firmware (Vergabe einer eigenen Produkt- und Hersteller-ID) eine eigene USB-Kennung vergeben, kann mit dieser Funktion ebenfalls wieder eine neue Kommunikation aufgebaut werden. Diese Funktion bietet sich vor allem dann an, wenn aus Octopus ein eigenes Gerät mit eigener Hersteller- und Produktnummer angegeben werden soll. Das USB-Gerät soll beispielsweise als „Messgerät ABC" der Firma „Mustermann" im Betriebssystem erscheinen.

**int octopus_open_serial(struct octopus_context *octopus, char * serial);**

Zu guter Letzt gibt es als Standardfunktion noch die Möglichkeit, Octopus über die Seriennummer zu finden, um die Kommunikation zu öffnen. Die Seriennummer kann sehr einfach in der Datei *main.c* der Firmware abgeändert werden.

**int octopus_close(struct octopus_context *octopus);**

Ein Aufruf der Funktion *octopus_close* schließt die Verbindung ab und entfernt nicht mehr gebrauchte Datenstrukturen aus dem Speicher.

Die Initialisierungen in den Programmiersprachen C, Python und Java sehen wie folgt aus:

C-Beispiel:

```
#include <octopus.h>

int main()(
  struct octopus_context octopus;

  if(!octopus_init(&octopus))
    printf(„%s\n“,octopus.error_str);

  // Octopus Verbindung öffnen
  if(octopus_open(&octopus)<0)(
    printf(„%s\n“,octopus.error_str);
    exit(0);
  )

  // Hier den Zugriff auf Octopus realisieren
  // ...
  // Ende Zugriff auf Octopus

  // Octopus Handle schliessen
  if(octopus_close(&octopus)<1)
    printf(„ERROR: %s\n“,octopus.error_str);

  return 0;
)
```

Java Beispiel:

```
class example
(
  public static void main(String[] args)(
  try (
    // load the library
    System.loadLibrary(„octopus“);

    SWIGTYPE_p_octopus op_handle;
    // Datenstrukturen vorbereiten
    octopus.octopus_init(op_handle);
    // Verbindung öffnen
    octopus.octopus_open(op_handle);

    //An dieser Stelle den Zugriff auf Octopus realisieren

    // Verbindung beenden
    octopus.octopus_close(op_handle)
  )
  ) catch (Exception e) (
    e.toString();
  )
)
```

Und schließlich der Zugriff aus der Sprache Python:

```
from octopus import *

octopus_init(op)
octopus_open(op)
#... Kommunikation mit Octopus
octopus_close(op)
```

### Gruppe 2: Funktionen für die Kommunikation und Statusabfrage

Steht die Verbindung, können Nachrichten mit Octopus ausgetauscht werden. Für alle Schnittstellen und Funktionseinheiten auf Octopus bietet die API eigene Funktionen an. Zum Absenden einer direkten Nachricht „zu Fuß“ ist folgender Bereich der Richtige:

**int octopus_message(struct octopus_context *octopus, unsigned char *msg, unsigned int msglen, unsigned char *answer, unsigned int answerlen);**

Intern dient dem Austausch der Informationen zwischen der liboctopus und dem Octopus-Gerät ein einfaches Nachrichtenformat. Alle Funktionen der API basieren auf dem Aufruf der Funktion *octopus_message*. Funktionen von Octopus können jederzeit auch manuell mit *octopus_message* aufgerufen werden. Als Parameter benötigt die Funktion das Octopus-Handle, einen Speicher, der die Nachricht, die Länge der Nachricht sowie einen Speicher für die Anwort enthält, und eine Länge, wie viele Daten angenommen werden dürfen.

Im Erfolgsfall erhält man ein positives Ergebnis von der Funktion.

Bequemer jedoch ist es, die Funktionen der folgenden Seiten zu verwenden.

**char * octopus_get_hwdesc(struct octopus_context *octopus, char *desc);**
Die einfachste Funktion zum Testen der Kommunikation bietet unter anderem *octopus_get_hwdesc* an. Als Ergebnis erhält man im Speicher **desc* einen String, welcher den Namen der Octopus-Hardeware (aktuell: „octocan_01") übergibt. Da diese Information auf die gleiche Art und Weise wie ein IO-Pin-Zugriff abgehandelt wird, ist diese Funktion vor allem beim Portieren der Bibliothek in andere Programmiersprachen oder dem Aufbau der Kommunikation bei ersten Tests ein einfaches Mittel, hardwareunabhängig einen gut überprüfbaren Wert zu erhalten.

***int octopus_set_serialnumber(octopus_context, char * serial);**
Das Umprogrammieren der Seriennummer ist vor allem sehr nützlich, wenn mehrere Octopus-Boards parallel an einem Computer genutzt werden. Die Seriennummer kann max. acht Zeichen enthalten. Mit der Funktion *octopus_open_serial* kann die geänderte Seriennummer angegeben werden, um das Gerät gezielt zu öffnen.

### Gruppe 3: Funktionen zum Ansteuern der Schnittstellen

Der Großteil der Funktionsaufrufe der API wird in diesem Abschnitt erklärt. Alle Schnittstellen und Einheiten auf Octopus können über die API angesprochen werden. Die API kann extern über USB und intern in der Firmware per C aufgerufen werden.

### 38 IO-Pins:

Jeder Pin (Pin 3-40) von Octopus kann als aus- oder eingehende TTL-Leitung (digitaler Ein- oder Ausgang) genutzt werden. Der Wert 0 entspricht dem Low-Signal bei 0 V und 1 entspricht dem High-Signal bei ca. 5 V. Es kann zwischen Eingang und Ausgang umgeschaltet werden.

**int octopus_io_init(struct octopus_context *octopus, unsigned int pin);**
Standardmäßig ist jede Leitung als I/O-Pin aktiviert. Diese Funktion muss daher nur aufgerufen werden, wenn zuvor die ausgewählte Leitung mit einer anderen init Funktion einer Funktionseinheit wie AD, UART, I2C etc., aufgerufen worden ist.

Die Nummer des Pins *pin* ist anzugeben (von 3 bis 40).

**int octopus_io_init_port(struct octopus_context *octopus, unsigned int port);**
Mit dieser Funktion kann eine ganze Pin-Gruppe (max. 8 Pins) aktiviert werden. Die Zuordnung der Ports kann *Abb. 61* auf Seite 106 entnommen werden. Die Ports sind von 1 bis 5 durchnummeriert.

**int octopus_io_set_port_direction_out(struct octopus_context *octopus, unsigned int port,unsigned char mask);**

Mit dieser Funktion können mehrere Leitungen eines Ports als Ausgang genutzt werden. Der Parameter *port* ist die Nummer (von 1 bis 5), und *mask* kann als Maske für jene Leitungen bezeichnet werden (idealerweise als Hex-Wert), die als Ausgang aktiviert werden sollen. Eine 1 an der entsprechenden Stelle in der *mask* sorgt für die Aktivierung.

**int octopus_io_set_port_direction_in(struct octopus_context *octopus, unsigned int port, unsigned char mask);**

Die Funktion arbeitet wie *octopus_set_port_direction_out*. Eine 1 an der entsprechenden Port-Stelle bedeutet nun, dass die Leitung als Eingang verwendet werden soll.

**int octopus_io_set_port_direction_tri(struct octopus_context *octopus, unsigned int port, unsigned char mask);**

Wie erwähnt arbeitet die Funktion exakt wie *octopus_set_port_direction_in*. Zu beachten ist, dass der Zustand *tri* auf hochohmige Leitungen hinweist. Falls von außen Pullup- oder Pulldown-Widerstände in diesem Zustand angeschlossen werden, arbeiten die Leitungen wie Eingänge.

**int octopus_io_set_pin_direction_out(struct octopus_context *octopus, unsigned int pin);**

Mithilfe dieser Funktion kann ein einzelner Pin als Ausgang geschaltet werden.

**int octopus_io_set_pin_direction_in(struct octopus_context *octopus, unsigned int pin);**

Ein einzelner Pin kann mit dieser Funktion als Eingang benutzt werden. Bei der Aktivierung wird ein interner Pullup-Widerstand eingeschaltet. Wenn der Pin als Eingang mit einem externen Pullup-Widerstand beschaltet werden soll, muss per *octopus_io_set_direction_tri* für die Aktivierung gesorgt werden.

**int octopus_io_set_pin_direction_tri(struct octopus_context *octopus, unsigned int pin);**

Diese Funktion schaltet beim Zustand *tri* einen Pin hochohmig (s. o.). Mit einem externen Widerstand kann ein hochohmig geschalteter Pin als Eingang verwendet werden.

**unsigned char octopus_io_get_port (struct octopus_context *octopus, unsigned int port);**

Ist ein kompletter Port als Eingang geschaltet, kann mit dieser Funktion der Zustand an allen beteiligten Leitungen zu dem Zeitpunkt des Aufrufens der Funktion abgefragt werden.

**int octopus_io_set_port(struct octopus_context *octopus, unsigned int port, unsigned char value);**

Ist ein Port als Ausgang definiert, kann ein neues Muster angelegt werden. Der entscheidende Vorteil zur *set_pin* Funktion ist der, dass die Werte eines Ports gleichzeitig zum Aufruf der Funktion geändert werden können. Bei einem *set_pin*-Aufruf würden alle Signale zeitverzögert geändert.

**int octopus_io_set_pin(struct octopus_context *octopus, unsigned int pin, unsigned int value);**

Diese Funktion dient zum Ändern des Ausgangssignals eines Pins. Der Wert 0 entspricht 0V (bzw. GND) und der Wert 1 entspricht 5 V.

**int octopus_io_get_pin(struct octopus_context *octopus, unsigned int pin);**

Diese Funktion dient der Ermittlung des aktuellen Werts an einem Pin, der als Eingang geschaltet ist. Als Rückgabewert erhält man eine 0 bei 0 V (bzw. GND) und eine 1 bei 5 V.

### AD-Wandler

Mit den AD-Wandlern (Analog-/Digitalwandlern) können Spannungen zwischen 0 und 5 V gemessen werden. Die Pins 10 bis 17 können AD-Wandler sein.

**int octopus_adc_init(struct octopus_context *octopus, unsigned int pin);**

Zum Aktivieren der Alternativfunktion AD-Wandler muss die Funktion mit der entsprechenden Pinnummer aufgerufen werden. Die AD-Wandler sind Alternativfunktionen der Pins 10 bis 17.

**int octopus_adc_get(struct octopus_context *octopus, unsigned int pin);**

Als Rückgabewert erhält man einen Wert zwischen 0 und 1023, da es sich um 10-Bit-Wandler handelt. Entsprechend der Referenzspannung kann der Wert in eine physikalische Einheit umgerechnet werden.

**int octopus_adc_ref(struct octopus_context *octopus, unsigned int ref);**

Funktion für das Einstellen der Referenzspannung:

- 1 = AREF (extern angelegte Spannung)
- 2 = AVCC (ca. 4,5 – 5,5 V)
- 3 = interne Spannung (2,56 V)

Für genaue Messungen sollte der Bereich 3 gewählt werden. In diesem Modus kann sich Octopus intern unabhängig von der angelegten Versorgungsspannung eine genaue Referenz erzeugen.

Die Referenzspannung kann nur global für alle Wandler eingestellt werden.

### I2C-Schnittstelle

Der I2C-Bus ist ein beliebter serieller Bus in der Mikrocontroller-Welt. In der aktuellen Version von Octopus kann er nur im Masterbetrieb genutzt werden. Das heißt, es können I2C-Geräte angesteuert werden.

**int octopus_i2c_init(struct octopus_context *octopus);**

Die hier verwendete Funktion beschreibt die Aktivierung der I2C-Funktionalität. Beim Aufruf der Funktion werden Pin 34 und 33 für den Betrieb aktiviert. Pin 33 dient als SCL und Pin 34 als SDA für die Datenübertragung.

**int octopus_i2c_deinit(struct octopus_context *octopus);**

Mit dem Aufruf dieser Funktion wird die I2C-Funktionalität wieder deaktiviert. Die Leitungen 33 und 34 werden automatisch wieder als ausgehende IO-Leitungen aktiviert.

**int octopus_i2c_set_bitrate(struct octopus_context *octopus, int bitrate);**

Hiermit kann die Übertragungsgeschwindigkeit für den I2C-Bus eingestellt werden. *speed* ist die Übertragungsgeschwindigkeit in kHz:

- speed = 400: 400 kHz
- speed = 250: 250 kHz
- speed = 100: 100 kHz

**int octopus_i2c_send_byte(struct octopus_context *octopus, char data);**

Vereinfachte Funktion zum Übertragen eines einzelnen Bytes.

**int octopus_i2c_send_bytes(struct octopus_context *octopus, char *data, int length);**

Für die Übertragung mehrerer Bytes an ein Gerät:

- data – Speicher mit zu übertragenden Daten (erstes Byte ist meist die Adresse des Empfängers).
- length – Anzahl der zu übertragenden Bytes im Speicher data.

**int octopus_i2c_send_start(struct octopus_context *octopus);**

Starten der Übertragung. Die Funktion muss vor dem Senden und Empfangen von Daten aufgerufen werden.

**int octopus_i2c_send_stop(struct octopus_context *octopus);**

Die Funktion ermöglicht das Stoppen der Übertragung. Sie muss nach dem Senden und Empfangen von Daten aufgerufen werden.

**int octopus_i2c_recv(struct octopus_context *octopus, int address, char *buf, int length);**

Empfangen von Daten per I2C.

- address = Adresse des Teilnehmers
- buf = Speicher für empfangene Daten
- length = Länge der zu erwartenden Daten

### UART-Schnittstelle

Mit einer UART-Schnittstelle (Universal Asynchronous Receiver Transmitter) ist es möglich, Daten asynchron zu senden und zu empfangen. Neben unterschiedlichen Übertragungsgeschwindigkeiten wird auch ein Paritäts-Bit (Parity-Bit) zum Erkennen von Übertragungsfehlern unterstützt.

**int octopus_uart_init(struct octopus_context *octopus, int uartport);**

Um UART verwenden zu können, muss diese Funktion aufgerufen werden. *Uartport* ist dabei entweder 0 für UART0 (Pin 18 und 19) oder 1 für UART1 (Pin 35 und 36).

**int octopus_uart_init_default(struct octopus_context *octopus, int uartport);**

Initialisierung mit 9600 Baud und „8N1“ als Datenformat.

**int octopus_uart_init_defaults(struct octopus_context *octopus, int uartport, unsigned long int baudrate, int databits, char parity, int stopbits);**

Mit dieser Funktion kann man sehr bequem UART initialisieren. *uartport* gibt den Port an (0 für UART0 und 1 für UART1), *baudrate* die Bitrate (z. B. 38400), *databits* die Anzahl der Datenbits, die verwendet werden sollen (5, 6, 7 oder 8 Datenbits), *parity*, ob ein optionales Parity-Bit zum Erkennen von Übertragungsfehlern verwendet werden soll (‚O‘: ungerade, ‚E‘: gerade, N‘: kein Parity-Bit), und *stopbits* die Anzahl der zu verwendenden Stopp-Bits (1 oder 2).

Return-Values:

- 1: Erfolg
- -1: Initialisieren des UART fehlgeschlagen
- -2: Setzen der Baudrate fehlgeschlagen
- -3: Setzen der Anzahl der Datenbits fehlgeschlagen
- -4: Setzen des Parity-Bits fehlgeschlagen
- -5: Setzen der Anzahl der Stopp-Bits fehlgeschlagen

**int octopus_uart_deinit(struct octopus_context *octopus, int uartport);**

Aufhebung der UART-Funktionalität für den Port *uartport*.

**int octopus_uart_stopbits(struct octopus_context *octopus, int uartport, int stopbits);**

Setzen der Anzahl der Stopp-Bits für *uartport*. Es können ein oder zwei Stopp-Bits verwendet werden (1, 2).

**int octopus_uart_databits(struct octopus_context *octopus, int uartport, int databits);**

Setzen der Anzahl der Datenbits. Es können 5, 6, 7 oder 8 Datenbits verwendet werden.

**int octopus_uart_baudrate(struct octopus_context *octopus, int uartport, unsigned long int baudrate);**

Setzen der Baudrate für *uartport*. *baudrate* ist die Baudrate (z. B. 38400).

**int octopus_uart_parity(struct octopus_context *octopus, int uartport, char parity);**

Setzen des Parity-Bits. Das Parity-Bit kann auf gerade oder ungerade Pins gesetzt oder ausgeschaltet werden. 'O' für ungerade, 'E' für gerade, 'N' für deaktiviert.

**int octopus_uart_send(struct octopus_context *octopus, int uartport, char *data, int length);**

Mit dieser Funktion können ein oder mehrere Byte übertragen werden. *data* ist ein Zeiger auf *length* Zeichen, die übertragen werden sollen. Die Funktion blockt so lange, bis alle Zeichen übertragen worden sind. Es können im Moment max. 60 Bytes auf einmal übertragen werden.

**int octopus_uart_receive(struct octopus_context *octopus, int uartport, char *data, int length);**

Mit dieser Funktion kann *length* Anzahl von Zeichen gelesen werden. Die gelesenen Zeichen werden nach *data* geschrieben. Achtung: Es wird am Ende kein Nullbyte angehängt! Wenn Strings gelesen werden, muss man sich selbst um das Nullbyte am Ende des Strings kümmern!

Die Funktion blockt wieder so lange, bis alle Zeichen gelesen worden sind.

### SPI-Schnittstelle

Die SPI-Schnittstelle auf Octopus kann als SPI-Master verwendet werden (Pin 26-28).

**int octopus_spi_init(struct octopus_context *octopus, int speed);**

Aktivieren und Einstellen der Geschwindigkeit in kHz.

**int octopus_spi_deinit(struct octopus_context *octopus);**

Deaktivieren der SPI-Schnittstelle.

**int octopus_spi_speed(struct octopus_context *octopus, int speed);**

Einstellen der Geschwindigkeit in kHz.

**int octopus_spi_send(struct octopus_context *octopus, unsigned char * buf, int length);**

Übertragen von Daten im Speicher *buf* mit der Länge *length*.

**int octopus_spi_recv(struct octopus_context *octopus, unsigned char * buf, int length);**

Empfangen von Daten in den Speicher *buf* mit der Länge *length*.

**int octopus_spi_send_and_recv(struct octopus_context *octopus, unsigned char * buf, int length);**

Paralleles Senden und Empfangen von Daten. Der Speicher *buf* mit der Länge *length* wird übertragen. Gleichzeitig wird das Ergebnis des Empfangs wieder in *buf* eingetragen.

### PWM-Einheit

Um ein Rechtecksignal mit PWM erzeugen zu können, werden die folgenden Funktionen angeboten:

**int octopus_pwm_init(struct octopus_context *octopus, int pin);**

Aktivieren der PWM-Einheit für Pin 29 oder 30.

**int octopus_pwm_deinit(struct octopus_context *octopus, int pin);**

Deaktivieren der PWM-Einheit.

**int octopus_pwm_speed(struct octopus_context *octopus, int pin, int speed);**

Einstellen der Grundfrequenz der PWM-Einheit.

**int octopus_pwm_value(struct octopus_context *octopus, int pin, unsigned char value);**

Einstellen des Werts (geht bis max. 255) für die Definition der High-Phase. 255 entspricht 100 % High, 127 entspricht 50 % High usw.

### CAN-Schnittstelle

Der CAN-Bus (Controller Area Network) ist ein asynchrones, serielles Zwei-Draht-Bussystem. Wegen seiner Störunempfindlichkeit wird der CAN-Bus u. a. in der Fahrzeugtechnik und Automatisierungstechnik verwendet.

**int octopus_can_init(struct octopus_context * octopus, int baudrate);**

Dieser Befehl initialisiert den CAN-Controller und die entsprechenden Pins (35 und 36).

Baudrate:

- 0 – 100 K
- 1 – 125 K
- 2 – 200 K
- 3 – 250 K
- 4 – 500 K
- 5 – 1000 K

**int octopus_can_deinit(struct octopus_context *octopus);**

Mithilfe dieses Aufrufs wird die Verwendung des CAN-Busses wieder deaktiviert. Die Pins 35 und 36 können anschließend wieder als normale I/O-Leitungen verwendet werden.

**int octopus_can_enable_mob(struct octopus_context *octopus, unsigned int mob, unsigned int mode, unsigned int id, unsigned int idm);**

Aktiviert und konfiguriert ein Message-Object:

- mob – Message-Object (0,1,2...14); das Message-Objekt muss vorher mit octopus_can_enable_mob aktiviert werden.
- mode – Betriebsart des Message-Objects (0: DISABLED, 1: TRANSMIT_DATA, 2: TRANSMIT_REMOTE, 3: RECEIVE_DATA, 4: AUTO_REPLY).
- id – ID, die den Inhalt der Nachricht kennzeichnet. Nachrichten mit niedrigeren IDs haben höhere Priorität.
- idm – Identifizierungsmaske. Damit kann eine Vorauswahl der interessanten Nachrichten vorgenommen werden (0xffffffff für alle Nachrichten).

**int octopus_can_disable_mob(struct octopus_context *octopus, unsigned int mob);**

Setzt den Modus des entsprechenden Message-Objekts auf DISABLED.

**int octopus_can_send_remote(struct octopus_context *octopus, unsigned int mob);**

Sendet eine Remote-Anfrage ins Netz. Id ist die ID des Message-Objekts (mob).

**int octopus_can_send_data(struct octopus_context *octopus, unsigned int mob, unsigned int length, char *data);**

Versendet ein Frame mit max. 8 Bytes:

- mob – Message-Objekt (0,1,2...14); das Message-Objekt muss vorher mit octopus_can_enable_mob aktiviert werden.
- length – Länge der Daten – max. können 8 Bytes verschickt werden.
- data – Zeiger auf die Daten, die verschickt werden sollen.

**int octopus_can_receive_data(struct octopus_context *octopus, unsigned int mob, unsigned int *id, char *buf);**

Diese Funktion gibt die letzte empfangene Nachricht zurück. Wenn keine Nachricht seit dem letzten Aufruf bzw. dem Initialisieren empfangen wurde, ist die ID sowie jedes Datenbyte gleich 0. Die Funktion ist nicht blockend.

- mob – Message-Objekt (0,1,2...14); das Message-Objekt muss vorher mit octopus_can_enable_mob aktiviert werden.
- id – Zeiger auf unsigned int. In der Variable, auf die der Zeiger zeigt, steht dann die Message-ID.
- buf – Zeiger auf ein Feld, in dem die Daten (max. 8 Bytes) gespeichert werden.

**EEPROM-Bereich**

Auf Octopus können bis zu 4096 Bytes im internen EEPROM abgespeichert werden.

**int octopus_eeprom_write_bytes(struct octopus_context *octopus, unsigned int addr, char *buf, unsigned int length);**

Speichern von Daten im EEPROM ab der Adresse *addr*, mit dem Inhalt *buf* und der Länge *length*.

**int octopus_eeprom_read_bytes(struct octopus_context *octopus, unsigned int addr, char *buf, unsigned int length);**

Lesen von Daten aus dem EEPROM ab der Adresse *addr*, in den Speicher *buf* mit einer Länge von *length*.

## 5.2 Installation Windows

In diesem Abschnitt wird die vollständige Installation aller Komponenten unter Windows beschrieben. Alles wurde auf dem Betriebssystem Windows XP mit Service-Pack 2 nachvollzogen.

**Schritt 1:** Treiberinstallation von Octopus

Wurde bei der Inbetriebnahme der Treiber für Octopus noch nicht installiert, ist jetzt der richtige Zeitpunkt dafür.

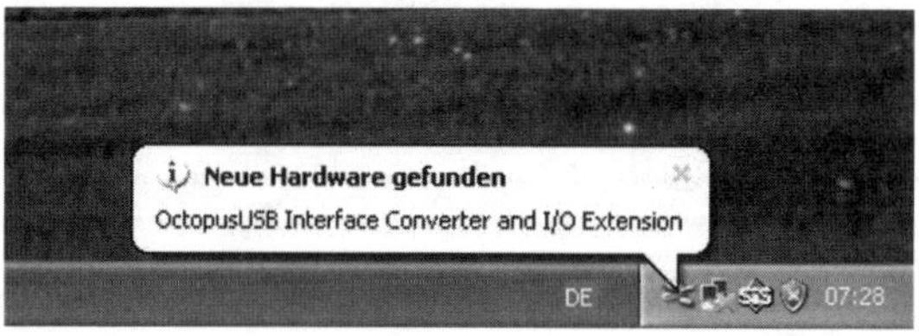


**Abb. 45:** Windows-Assistent erkennt Octopus

Die Abbildungen 45 bis 51 zeigen den vollständigen Ablauf der Installation unter Windows XP. Nachdem Windows das neue Gerät am Bus gefunden hat (siehe *Abb. 45*) erscheint automatisch der Dialog in *Abb. 46*. „Nein, diesmal nicht“ kann ausgewählt werden, denn die aktuellen Treiber findet man auf der CD zum Buch.

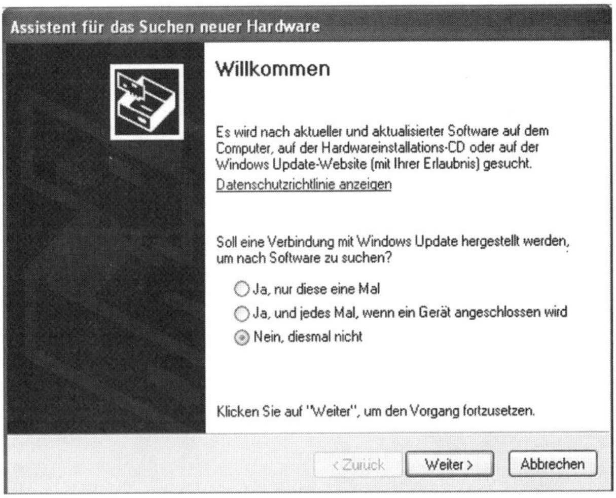


**Abb. 46:** Treiberauswahl Octopus

Im nächsten Dialog (siehe *Abb. 47*) muss der Punkt „Software von einer Liste oder bestimmten Quelle installieren (für fortgeschrittene Benutzer)“ gewählt werden.

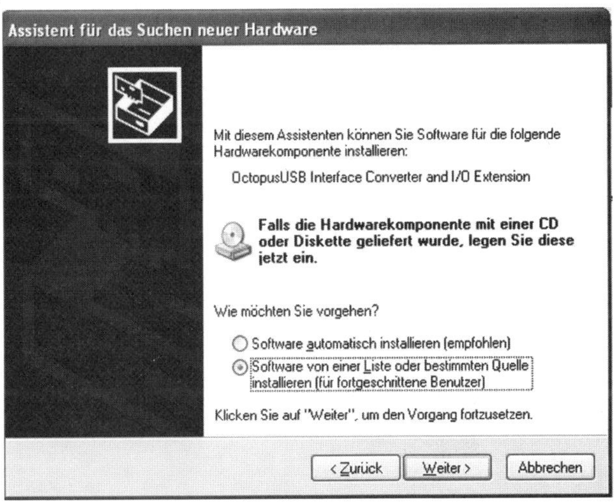


**Abb. 47:** Suchen des Treibers

Der Ordner, in dem sich die Treiberdateien befinden, muss im nächsten Schritt angegeben werden. Ist die CD noch nicht 1:1 auf die Festplatte kopiert worden, kann dies jetzt geschehen. Am besten kopiert man die CD in einen neuen Ordner octopususb direkt in das Laufwerk „ C:". So können später beim Entwickeln die Pfade in den beteiligten Programmen einfacher bekanntgegeben werden. Ist man mit der Materie besser vertraut (Linker- und Include-Pfade), kann jederzeit ein anderer Ort gewählt werden. Mit „Durchsuchen" kann der Pfad angegeben werden (*Abb. 48*).

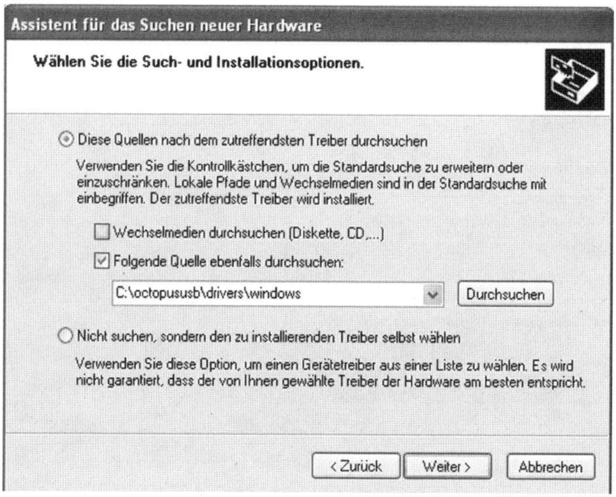


**Abb. 48:** Verzeichnis des Treibers angeben

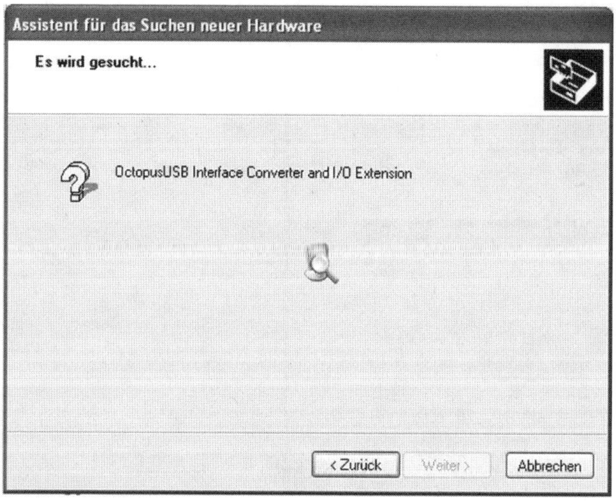


**Abb. 49:** Installation der Treiber

Windows startet nach dem Drücken auf „Weiter“ die Installation (siehe *Abb. 49*). Ist die Installation erfolgreich verlaufen, meldet sich Windows mit dem Dialog aus *Abb. 50*.

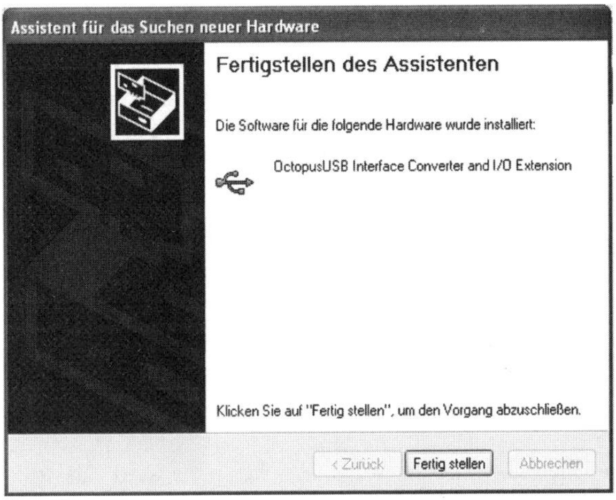


**Abb. 50**: Erfolgreiche Installation des Treibers

Ab sofort wird Octopus nach dem Anstecken automatisch mit dem passenden Treiber geladen. Über Systemsteuerung>System>Hardware>Geräte-Manager kann dies kontrolliert werden (siehe *Abb. 51*). Ist Octopus angesteckt, befindet sich unter dem Hauptpunkt „Lib-USB-Win32 Devices“ ein Punkt „OctopusUSB Interface Convert an I/O Extension“. Wird Octopus abgesteckt, verschwindet dieser Eintrag.

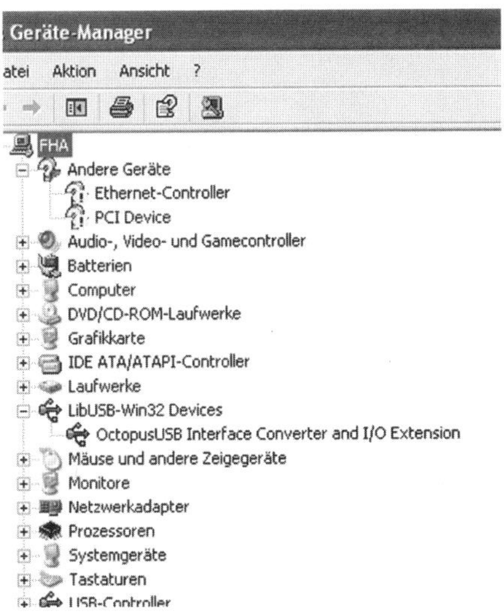


**Abb. 51**: Kontrolle im Geräte-Manager

**Schritt 2: Installation der C-Entwicklungsumgebung inkl. Einrichtung eines Demos**

- libusb-dev (LibUSB-Bibliothek für Zugriff auf beliebige Geräte)
- WinAVR (Compiler für Octopus-Firmware)
- MinGW (C-Compiler Computerprogramme)

Das Software-Paket „libusb-dev" ermöglicht den Zugriff von eigenen Programmen aus auf USB-Geräte. Informationen dazu finden Sie auf der CD zum Buch im Ordner *libusb-win32*. Die EXE-Datei, die Sie im Internet unter http://libusb-win32.sourceforge.net/ finden, installiert alle notwendigen Dateien in das Dateisystem. **Beachten sie hierzu unbedingt den Warnhinweis auf Seite 8 dieses Buches.** Sollen die Pfadangaben zu diesem Buch passen, muss das Paket in den Ordner *C:\Programme\LibUSB-Win32* installiert werden.

Win-AVR wird ähnlich einfach installiert. Auf der CD zum Buch befindet sich im Ordner *WinAVR* eine EXE-Datei. Die Installation kann mit dem Assistenten durchgeführt werden.

Um schließlich noch eigene C-Programme übersetzen zu können, wird das Programm MinGW benötigt. Das Paket bietet alle Compiler, Linker und Makefile-Programme an, um EXE-Dateien erzeugen zu können. Die Installation von MinGW setzt eine Internetverbindung voraus. Die Installation muss wie folgt ablaufen: Kopieren der Datei „mingw/MinGW-5.1.4.exe" von der CD auf die Festplatte (ideal in den Ordner *c:\MinGW*). Aufruf der EXE-Datei von der Festplatte aus. Wird die Datei von der CD-ROM aus gestartet, bricht der Installationsassistent mit einer Fehlermeldung ab (siehe *Abb. 52*).

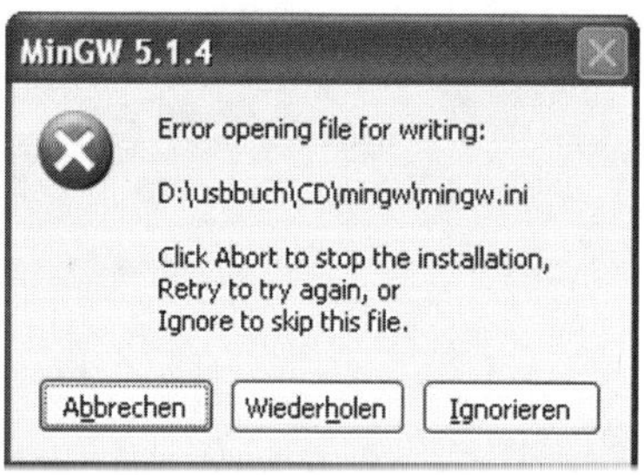


**Abb. 52:** Abbruch bei Installation von CD

Startet man das Installationsprogramm von der Festplatte aus, erscheint der Dialog aus *Abb. 53*.

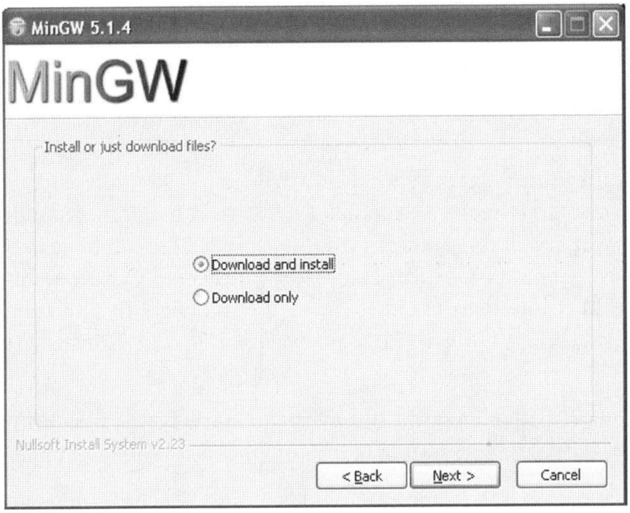


**Abb. 53:** MinGW Schritt 1

Nach der Auswahl „Download and install" klickt man auf „Next". Der Dialog aus *Abb. 54* erscheint.

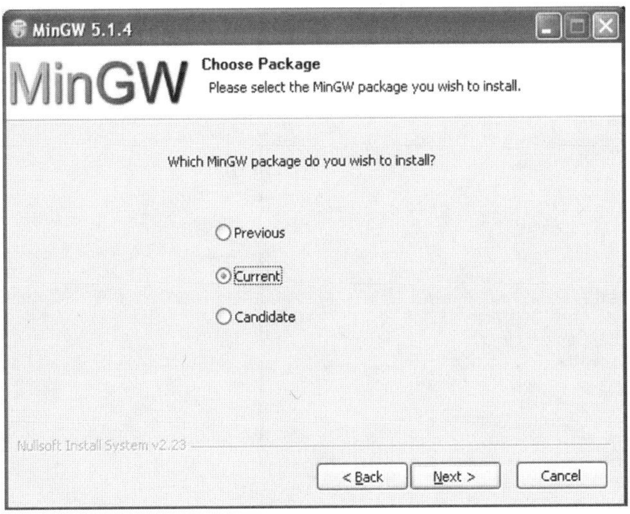


**Abb. 54:** MinGW Installation Schritt 2

Auf Nummer sicher geht man, wenn die letzte stabile Version eingesetzt wird. Diese Version heißt Current. Mit „Next" geht es weiter zu Schritt 3 (siehe *Abb. 55*).

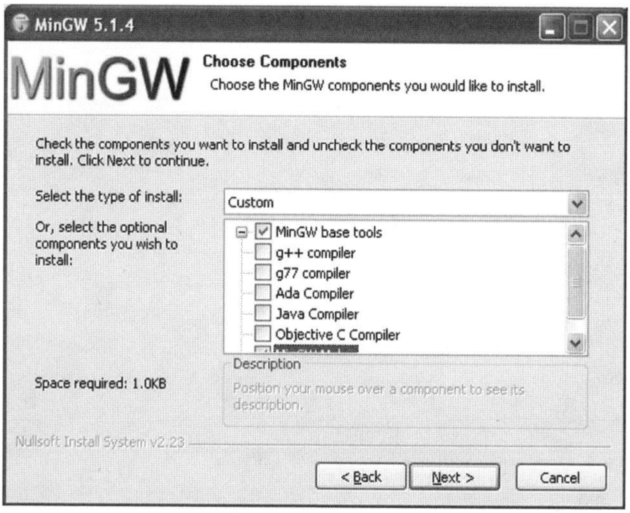


**Abb. 55:** MinGW-Installation Schritt 3

In Schritt 3 muss jeweils ein Häkchen bei *MinGW base tools* und *MinGW Make* gesetzt werden.

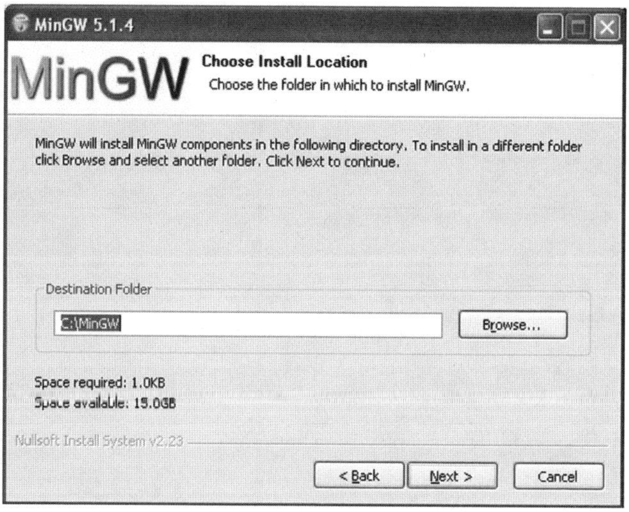


**Abb. 56:** MinGW Installation Schritt 4

Sollen die Pfade mit den Projekten auf der CD zum Buch zusammenpassen, sollte MinGW nach *C:\MinGW* installiert werden.

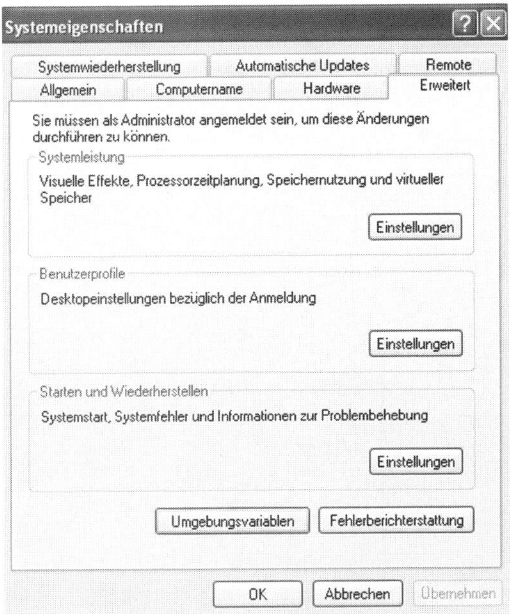


**Abb. 57:** Umgebungsvariable setzen

Um alle Programme aus der Sammlung MinGW von überall aus dem System erreichen zu können, sollte noch die *PATH-Umgebungsvariable* (siehe *Abb. 57*) um das Verzeichnis C:\MinGW\bin erweitert werden. Die Variable kann über „Systemsteuerung> System>Erweitert>Umgebungsvariablen" unter dem Punkt „Systemvariablen (Path)" mit „Bearbeiten" entsprechend mit einem Semikolon angehängt werden.

Jetzt sind alle notwendigen Programme installiert, um das erste Demo übersetzen und starten zukönnen.

### Demo unter Windows

Zuvor sollte der Ordner *octopususb* auf die Festplatte kopiert werden und über die DOS-Kommandobox (Start>Eingabeaufforderung) in das Verzeichnis gewechselt werden.

- cd c:\octopususb\demos\c
- make win
- demo.exe

Eine LED sollte dreimal aufblinken und zusätzlich die interne Beschreibung der Hardware auf der Konsole erscheinen.

**Hinweis:** In Windows arbeitet die *sleep()*-Funktion anders als in GNU/Linux. Unter Linux bedeutet sleep(1) eine Pause von einer Sekunde. Unter Windows bedeutet

Sleep(1) eine Pause von einer Millisekunde. Um in Windows auf eine Sekunde zu kommen, muss zu Beginn die Datei *windows.h* eingebunden und sleep(1) auf Sleep(1000) umgeschrieben werden (der Aufruf in demo.c kann entsprechend angepasst werden).

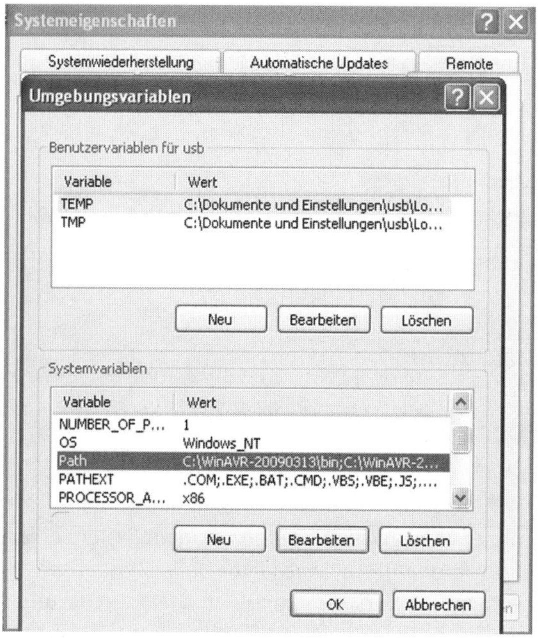


**Abb. 58:** Systempfad erweitern

**Schritt 3: Installation von Java inkl. Einrichtung eines Demos**

Benötigte Software:

- Java SE Development Kit with JavaFX (JDK 6u14/ FX 1.2)

Java SE kann von der Homepage http://java.sun.com/javase/downloads/index.jsp in der aktuellsten Version heruntergeladen werden. Der Installationsassistent führt durch alle notwendigen Schritte.

Nach der Installation kann in der Eingabeaufforderung folgender Befehl zur Kontrolle der Installation eingegeben werden:

*java*

Als Ausgabe erscheinen alle möglichen Parameter für das Programm Java. Um Java-Programme erzeugen zu können, wird noch der Java-Compiler benötigt. Dieser sollte nach der Installation im Ordner *C:\Programme\Java\jdk1.6.0_14\bin* (Dateinamen kann von der Versionsnummer abweichen) liegen. Mit einem Aufruf von *javac.exe* kann dies in dem Ordner überprüft werden. Nach dem Aufruf sollte wieder eine Liste mit möglichen Parametern erscheinen. Um später bei der Entwicklung nicht immer den vollständigen Pfad zum Java-Compiler angeben zu müssen, sollte der Ordner *C:\Programme\Java\jdk1.6.0_14\bin* als Pfad-Variable eingetragen werden.

Ein Demo-Testprogramm findet man unter *demos/java/windows*. Ein Aufruf von *make* übersetzt und startet den Quelltext. Soll die Bibliothek in Umgebungen wie Eclipse o. Ä. integriert werden, müssen primär die Java-Pfade angepasst werden.

- cd demos/java/windows
- make win

Der Aufruf von *make win* übersetzt und startet das Testprogramm.

**Schritt 4: Installation von Python inkl. Einrichtung eines Demos**

Die Python-Installation ist ähnlich einfach wie die von Java. Im Ordner *python* auf der CD zum Buch befindet sich eine Python-Version. Diese kann mittels der EXE-Datei installiert werden. Um Python von jedem Ort im Betriebssystem aus nutzen zu können, muss der Pfad über die Systemsteuerung wieder enstprechend gesetzt werden: *c:\Python31*.

- cd demos/python/windows
- make win

Der Aufruf von *make win* startet das Testprogramm.

## 5.3 Installation Linux (mit Ubuntu-Linux-Installation)

Alle Anwendungen und Quelltexte auf der CD zum Buch können unter GNU/Linux prinzipiell direkt verwendet werden. Die Installation von Software oder Bibliotheken läuft unter den verschiedenen GNU/Linux-Versionen (SUSE, Redhat, Ubuntu etc.) jedoch nicht immer gleich ab. Es gibt ein immenses Angebot an GNU/Linux-Distributionen und Softwarezusammenstellungen. Um dies für Einsteiger leichter zu machen, wird als Basis für das Buch eine Ubuntu GNU/Linux Version 9.04 installiert. Alle Installationshinweise und Quelltexte laufen so problemlos auf der Standard-Ubuntu-Version. Werden andere Distributionen verwendet, kann es beispielsweise sein, dass zum Teil andere Pfadangaben oder Programmpakete installiert werden müssen.

**Installation Ubuntu 9.04 Desktop**

GNU/Linux ist frei ohne Lizenzkosten im Internet verfügbar. Um eine Installation durchführen zu können, muss zuvor die CD aus dem Internet heruntergeladen werden.

http://www.ubuntulinux.org/getubuntu/download

Auf der Internetseite muss der folgende Eintrag ausgewählt werden:

**„Ubuntu 9.04 Desktop (the latest version):** Includes the latest enhancements and is maintained until 2010"

Es kann sein, dass sich zwischenzeitlich die Versionsnummer ändert. Änderungen, die sich bei anderen Versionen ergeben, können unter http://www.embedded-projects.net/msr nachgelesen werden.

Ist die Version gewählt, muss schließlich noch der geografische Standort des Servers bei **„Please choose a location"** angegeben werden – von wo aus soll die CD heruntergeladen werden (idealerweise nimmt man einen Server aus dem eigenen Land, dann geht es vielleicht ein bisschen schneller). Mit einem Klick auf „Begin Download" wird der Download gestartet.

Befindet sich die Datei *ubuntu-9.04-desktop-i386.iso* nun auf dem eigenen Rechner, kann mit einem CD-Brennprogramm das ISO-Image (Dateiformat für eine CD) auf eine CD gebrannt werden. Wichtig ist dabei, dass die CD als ISO-Image und nicht als Daten-CD gebrannt wird, sonst kann man mit der CD später nicht booten.

Anschließend kann die fertige CD bei dem Rechner, auf dem GNU/Linux installiert werden soll, in das Laufwerk eingelegt werden. Ist im BIOS eingestellt, dass von CD gebootet werden darf, fragt der Installationsassistent auf der CD nach der gewünschten Sprache (Das BIOS ist das Menü für die Einstellung des Computers bzw. der Hardware, in den BIOS-Modus kann man direkt nach dem Einschalten mit einer Taste, gewöhnlich delete oder F2 – das wird während des Startvorganges angezeigt, wechseln.). Ist die Sprache gewählt, kann die Installation mit *Ubuntu installieren* gestartet werden. Danach werden einige Fragen zur Installation gestellt, welche einfach und schnell beantwortet werden können:

Nach der Frage für das Tastaturlayout kommt der Punkt „Die Festplatte vorbereiten". In 99 % der Fälle kann man den Vorschlag des Assistenten akzeptieren. Ist beispielsweise bereits eine Windows-Installation auf dem Computer vorhanden, wird Ubuntu parallel installiert und man kann später über einen Bootloader (Programm, das mehrere Betriebssysteme auf einem Rechner ermöglicht) auswählen, welches Betirebssystem gestartet werden soll.

Wurden alle Fragen beantwortet und Konfigurationen angegeben, wird das Grundsystem installiert. Dies kann einige Minuten – je nach Geschwindigkeit der Festplatte und des CD-Laufwerks – dauern. Nach der Installation muss nach der Aufforderung für den Neustart die CD, wenn sich das Laufwerk automatisch geöffnet hat, entfernt werden.

Der Computer startet zum ersten Mal neu mit dem Bootmenü, aus welchem der Eintrag „Ubuntu 9.04, kernel 2.6.xx-xx-generic" (die Nummer des Kernels (xx-xx) kann variieren) mit den Pfeiltasten ausgewählt und gestartet werden muss. Ubuntu startet nun und fordert den Benutzer auf, den selbst bei der Installation vergebenen Benutzernamen mit zughörigem Passwort einzugeben. Für die Installation aller notwendigen Pakete für

Octopus sollte jetzt ein Netzwerkkabel eingesteckt werden. Ist im Netzwerk ein DHCP-Server vorhanden, wird die Verbindung zum Internet automatisch eingerichtet.

**Einrichtung der Paketverwaltung**

Um weitere Softwarepakete direkt aus dem Internet in die Ubuntu-Distribution installieren zu können, geht man wie folgt vor:

1 Anwendungen → Zubehör → Terminal
2 *sudo apt-get update* als Befehl eingeben (nach Betätigen von *Enter* wird nach dem Passwort gefragt)
3 Die interne Paketliste wurde jetzt auf den aktuellen Stand gebracht.
4 *sudo apt-get upgrade* installiert nochmals alle letzten Änderungen, welche sich seit dem Erzeugen der CD ergeben haben.
5 Jetzt ist die Ubuntuversion auf dem neusten Stand und spätere Softwareinstallationen auf der Konsole sollten mit dem Befehl *apt-get* funktionieren.

**Hinweis:** Der Befehl sudo hat zur Folge, dass alles, was danach angegeben wird, als sogenannter Root-Benutzer (Benutzer mit den meisten Rechten) ausgeführt wird. Aus diesem Grund muss meist nach Eingabe von sudo das Passwort des Hauptbenutzers, welches bei der Installation genannt worden ist, angegeben werden, um die Operation freizugeben.

Der Befehl apt-get dient der Softwareinstallation. Sollen weitere Programme aus der Ubuntu-Distribution installiert werden, kann dies mit dem Befehl einfach geschehen. Ubuntu lädt automatisch im Hintergrund die Software herunter und installiert diese in das System. Der Befehl wird in späteren Beschreibungen öfter angewendet.

Nach der Vorbereitung des GNU/Linux-Systems Ubuntu kann mit der Installation der Komponenten für Octopus gestartet werden. Die folgenden Schritte sollten in ihrer Reihenfolge eingehalten werden:

**Schritt 1: Treiberinstallation**

Installation der Bibliothek *libusb*:

*sudo apt-get install libusb-0.1-4 libusb-dev*

Unter GNU/Linux darf nicht jeder Benutzer auf alles zugreifen. Damit alle Benutzer Octopus verwenden können, muss dies explizit definiert werden:

- Neue Gruppe anlegen: *sudo addgroup octopus*
- Benutzer der Gruppe zuweisen: *sudo adduser benutzername octopus* (unbedingt den Benutzer danach ein- und ausloggen, Benutzername ist der Name des beim Installieren angelegten Benutzers).

- Öffnen und Füllen der Datei: *sudo gedit /etc/udev/rules.d/80-octopus.rules* mit folgendem Inhalt (alles in eine Zeile, Datei anschließend speichern):

```
ATTRS(idVendor)=="1781",    ATTRS(idProduct)=="0c65",    GROUP="octopus",
MODE="0660"
```

- Neustarten von udev: *sudo /etc/init.d/udev restart*

Voraussetzung ist natürlich, dass udev (Treiber für Geräteverwaltung in GNU/Linux) installiert ist. Sollte er noch nicht installiert sein, kann dies mit *sudo apt-get install udev* nachgeholt werden.

Jetzt sollte der Zugriff mit jedem Benutzer, der sich in der Gruppe octopus befindet, funktionieren. Mit dem Befehl id kann geprüft werden, ob man selbst in der Gruppe octopus Mitglied ist (Achtung! Nach dem Zuweisen in die Gruppe muss man sich danach erst aus- und dann wieder einloggen, um sich dort wirklich zu befinden)

Octopus bietet die zentrale Bibliothek liboctopus für den Zugriff auf das USB-Gerät an. Sie muss einmal in den Verzeichnisbaum des GNU/Linux-Systems installiert werden. Hierfür wird am besten der Ordner octopususb der CD zum Buch auf die Festplatte kopiert.

*cd*

Mit der Taste „Enter“ nach der Eingabe von „cd“ gelangt man automatisch ins Home-Verzeichnis (Man könnte ebenso mit „cd /home/benutzername“ in das Home-Verzeichnis wechseln). Anschließend kann der Inhalt des Ordners auf der CD zum Buch in das aktuelle Verzeichnis kopiert werden:

*cp -R /media/cdrom/octopususb ./*

Jetzt befindet sich im Home-Verzeichnis ein Ordner octopususb. Um sicher zu sein, dass alle Schreibrechte vorhanden sind, sollte man diese noch vergeben:

*chmod -R +w octopususb*

Installation der Bibliothek *liboctopus:*

*cd octopususb/liboctopus* (Wechsel in das Verzeichnis der Bibliothek)

*./configure* (Vorbereitungen für den Übersetzungsvorgang)

*make* (Quelltexte in Maschinencode übersetzen)

*sudo make install* (Bibliothek in das Dateisystem des GNU/Linux-Systems kopieren)

*sudo ldconfig* (Bibliothek integrieren)

**Schritt 2: Installation der C-Entwicklungsumgebung inkl. Einrichtung eines Demos**

Die Installation für die Entwicklungsumgebung zum Übersetzen eines C-Beispielprogramms und der Firmware wird mit diesem Befehl vorgenommen:

*sudo apt-get install avr-libc gcc-avr binutils-avr*

Um schließlich noch Zugriffsdateien für Programmiersprachen wie Java, C#, Python etc. erzeugen zu können, wird das Programm SWIG benötigt:

*sudo apt-get install swig*

Die Installation bzw. das Vorhandensein der notwendigen Softwarepakete kann kurz überprüft werden. Hinweis: Dies geht wieder nur, wenn die Daten von CD auf die Festplatte kopiert worden sind.

Übersetzen der Firmware:

*cd octopususb/firmware*

*make*

Als Ergebnis sollte die Datei main.hex erzeugt worden sein. Die Firmware kann später mit einem Programmieradapter in Octopus übertragen werden.

Die erfolgreiche Installation der Bibliothek libusb und liboctopus kann getestet werden, indem im Ordner *octopususb/demos/c* mit dem Aufruf von *make* die Testanwendungen übersetzt werden. Anschließend kann die Datei demo aufgerufen werden (vorrausgesetzt, Octopus ist angeschlossen):

*./demo*

Ausgabe:

```
Device: octocan_01
Device: octocan_01
```

Die Leuchtdiode Nr. 1 auf der Platine blinkt dazu drei Mal auf. Die Installation verlief erfolgreich.

**Schritt 3: Installation von Java inkl. Einrichtung eines Demos**

Die Installation der Java-Umgebung für Octopus funktioniert unter Ubuntu Linux wie folgt beschrieben. Gestartet wird mit der Installation von Java und den dazugehörigen Paketen für das Erzeugen einer Java-Octopus-Bibliothek:

*sudo apt-get install libgcj9-dev sun-java6-bin sun-java6-jdk sun-java6-jre*

Wechseln zur Java-Bibliothek:

*cd libs/java*

*make*

Wechseln zum Java-Demo:

*cd ../../demos/java*

Erzeugen des Demos aus der Datei *example.java*:

*make*

Das Programm lässt eine LED (Leuchtdiode) auf der Platine blinken. Der Quelltext zeigt, wie einfach der Zugriff auf Octopus ist. Das Programm kann jederzeit als Basis für eigene Programme verwendet werden.

**Schritt 4: Installation von Python inkl. Einrichtung eines Demos**

Python ist eine einfach zu schreibende, aber sehr umfangreiche Programmiersprache. Um von Python auf Octopus zugreifen zu können, müssen folgende Schritte durchgeführt werden:

Installation der Bibliotheksdateien für die Entwicklung von Python:

*sudo apt-get install python-dev python-all-dev*

Wechseln in das Verzeichnis *octopususb/libs/python*:

*cd libs/python*

Starten der Konfiguration für die Python-Entwicklungsumgebung:

*make*

Installieren der Bibliotheken in das GNU/Linux-System:

*sudo make install_python2.5* (falls Python 2.4 verwendet werden wird, muss statt install_python2.5 install_python2.4 angegeben werden.)

Nach der Installation kann die Funktion mit einem Demoprogramm aus dem Ordner *octopususb/demos/python* überprüft werden:

*cd octopususb/demos/python*

python blink_all.py

## 5.4 Autonomer Modus ohne Ansteuerung per USB

Bis jetzt wurde Octopus immer vom Computer aus mit USB angesteuert und alle Mess-, Steuer- und Regelaufgaben wurden durch ein Programm auf dem PC gesteuert. Es ist aber auch möglich, diese Aufgaben in Octopus zu verlagern, sodass dieser autonom arbeiten kann. Die USB-Schnittstelle wird dann nur noch für Statusabfragen und Steuerkommandos genutzt.

Um die Algorithmen in Octopus verlagern zu können, muss die C-Entwicklungsumgebung stehen und zusätzlich ein AVR-Programmer vorhanden sein, der die Firmware in den AT90CAN128 Mikrocontroller von Octopus übertragen kann.

Benötigte Software:

- AVR GCC Compiler (unter Windows im Paket WinAVR integriert)
- avr-libc (unter Windows im Paket WinAVR integriert)
- AVR-Programmer (z. B. USBprog)
- AVR-Flashtool (z. B. avrdude)

Steht die Umgebung, kann direkt mit der Entwicklung losgelegt werden. Wichtig zu wissen ist, dass alle Funktionen, die von der API bekannt sind, auch direkt in der Firmware als Funktionen zu Verfügung stehen. Die wichtigsten Module findet man im Verzeichnis *octopususb/firmware*.

Für die eigene Entwicklung wird am besten zuvor das Verzeichnis *octopususb* vollständig kopiert. Auf der Kommandozeile unter Linux sieht die Befehlsfolge so aus:

1 *cp octopususb meinregler*
2 *cd meinregler*
3 *cd firmware*
4 *make*

Mit der Befehlsfolge wurde das Verzeichnis kopiert, in das neue gewechselt und dort einmal der Quelltext zu Maschinencode übersetzt, sodass er direkt in Octopus geladen werden kann. Ist Octopus mit dem Programmieradapter USBprog oder AVRISP mkII verbunden, kann das Programm mit dem Befehl *make download* direkt in den Flash des Mikrocontrollers geladen werden.

### Das Hauptprogramm

Die zentrale Datei für die eigene Steuerung ist *main.c*. Hier findet man ganz unten in der Datei eine Endlosschleife. In diese Endlosschleife kommt das eigene Programm. Da die USB-Kommunikation in der Firmware vollständig über Interrupts gesteuert wird, steht die Rechenzeit im Hauptprogramm vollständig der eigenen Anwendung zur Verfügung:

Quelltextauszug main.c:

```
common_init();
/* init connection between avr and usbn9604 */
USBNInitMC ();
/* start usb chip */
USBNStart ();
sei();
while(1)
(
        // Platz für das eigene Programm
)
```

Die Funktionen der API befinden sich in den folgenden Header-Dateien:

**Tabelle 5:** Header-Dateien API

| Datei | Beschreibung |
|---|---|
| can.h | CAN-Schnittstelle |
| io.h | IO-Pins |
| pwm.h | PWM-Einheit |
| uart.h | UART-Schnittstelle |
| wait.h | Wartefunktionen |
| adc.h | AD-Wandler |
| eeprom.h | EEPROM-Bereich |
| common.h | Allgemeine Funktionen |
| i2c.h | I2C-Schnittstelle |

Alle notwendigen .h-Dateien müssen mit einer Include-Anweisung in main.c aufgenommen werden. Das Steuer- und Regel-Programm kann in klassischem C geschrieben werden. Es stehen alle Standardkonstrukte wie IF-Bediengungen, For- und While-Schleifen, Switch-Blöcke usw. zur Verfügung. Ebenso können alle Funktionen der Bibliothek *avr-libc* (siehe Anhang 8.3) verwendet werden.

**Die USB-Kommunikation**

Der Datenaustausch mit dem Computer erfolgt auf gleiche Art und Weise wie in der Standardanwendung von Octopus implementiert.

An dieser Stelle ist wieder darauf hinzuweisen, dass USB ein Single-Master-Bus ist. Dies erkennt man daran, dass sich vom USB-Gerät keine Nachricht abschicken lässt, die dann automatisch vom Computer empfangen wird. Die Reihenfolge sieht etwas anders aus und muss unbedingt eingehalten werden, wenn man ans Ziel kommen möchte:

1 Im USB-Gerät wird die Funktion *CommandAnswer()* mit dem Speicherinhalt, der versendet werden soll, aufgerufen.
2 Auf dem PC muss der Speicherinhalt, wenn der gewünschte Parameter beispielsweise ein Bulk-Endpunkt ist, mit *usb_bulk_read* abgeholt werden.

Immer wenn Daten vom USB-Gerät an den Computer übertragen werden sollen, muss zuvor vom USB-Gerät mitgeteilt werden, dass entsprechend die gewünschten Daten in den FIFO gelegt werden können.

Da man für gewöhnlich nicht immer vom Computer aus erahnen kann, wann ein Speicherinhalt im USB-Gerät bereitliegt, schaltet man vor die Sequenz einen Sendebefehl und fordert so gezielt gewünschte Daten an:

1 Der Computer sendet mit der Funktion *usb_bulk_write* eine Anfrage an einen eingehenden Endpunkt.
2 Der Mikrocontroller erhält diese Meldung, führt die Aufgabe aus (z. B. einen Messwert von einem Pin holen) und legt das Ergebnis mittels *CommandAnswer()* in den Ausgangs-Endpunkt.
3 Der Computer kann direkt nach der Anfrage *usb_bulk_write* zyklisch mit *usb_bulk_read* auf ein Ergebnis warten. Der Funktion *usb_bulk_read* übergibt man einen Zeiger für freien Speicher und erhält nach dem Aufruf die Anzahl der Daten, welche in den Speicher gelegt worden sind. Ist die komplette Anzahl der Daten, die als Antwort erwartet wurden, erreicht, ist die Kommunikation erfolgreich beendet.

Bei der Arbeit mit den Strukturen der Octopus-Firmware und Octopus-Bibliotohek wird genau dieses Schema eingehalten. Man muss sich um diese Kommunikation nicht mehr kümmern.

Mit der Funktion *CommandAnswer* können maximal 320 Byte große Blöcke in einer Millisekunde auf einmal zum Computer übertragen werden.

## 5.5 Betriebssystemunabhängig programmieren

„Betriebssystemunabhängig programmieren" klingt nach einem sehr aufwendigen Verfahren für die Erstellung von Programmen. Wählt man jedoch die richtigen Werkzeuge, kann dies einfach erreicht werden. Octopus wurde ausschließlich mit Werkzeugen entwickelt, die solch einen Wechsel zwischen den Betriebssystemen ermöglichen. An dieser Stelle soll daher nochmal explizit darauf hingewiesen werden, wie eigene Projekte ebenfalls „portierbar" entwickelt werden können.

Was spricht dafür, mit freier Software eigene Projekte zu verwirklichen?

Man räumt sich die Freiheit ein, selbst zu entscheiden, wann auf eine neue Version der Entwicklungsumgebung gewechselt wird. Die komplette Entwicklungssoftware kann jederzeit in das eigene Software-Archiv integriert werden und der Quelltext der Entwicklungsumgebung so Bestandteil des Softwareprojekts sein. Dadurch kann man das Programm auch noch in 10 oder 20 Jahren selbstständig vom Quelltext in Maschinencode überführen. Versuchen Sie einmal ein Windows-3.1-Programm unter Windows Vista zu übersetzen und zu starten (der Quelltext kann knappe 10–15 Jahre alt sein). Im Vergleich zu dem Windows-3.1-Beispiel kann man heute den ersten Linux-Kernel Version 0.01 (Quelltext knappe 20 Jahre alt) mit der aktuellsten GCC-C-Compiler-Version nach ein paar Modifikationen übersetzen, bzw. man könnte ebenso die alte GCC-Version von 1991 erst erzeugen, da sie ebenfalls als Quelltext vorliegt, und mit dieser dann den Kernel übersetzen (http://draconux.free.fr/os_dev/linux0.01_news.html). Das ist wohl der „Hauptgrund", warum es sich rentiert, auf freien Werkzeugen zu arbeiten – Unabhängigkeit von der Entwicklungsumgebung.

Zurück zum betriebssystemunabhängigen Programmieren. Aufgabe ist es, ein Programm (konsolen- oder oberflächenbasiert) für die Ansteuerung von USB-Hardware mit freien Werkzeugen (Open-Source) zu schreiben, das unter Windows, GNU/Linux, MacOS eingesetzt werden kann.

Um die notwendige Software für den Erstellungsprozess zusammenstellen zu können, muss man alle beteiligten Komponenten betrachten:

- C-Compiler
- Bibliothek mit den Standardfunktionen (Datei IO, String-Verarbeitung, Speicherverwaltung etc.).
- Bibliothek für grafische Oberflächen (Fenster, Maus-Events etc.).
- Umgebung mit grafischer Oberfläche erzeugen.
- Betriebssystemunabhängige Bibliothek für den Zugriff auf USB-Geräte.
- Betriebssystemunabhängigen „Build-Prozess" für die Erzeugung der ausführbaren Dateien (Batch-Datei oder Makefile).

**C-Compiler**

Es gibt einen Standard-Compiler für Unix bzw. GNU/Linux-Systeme – den GCC (GNU Compiler Collection), welcher bereits seit 1983 entwickelt wird. Der GCC bietet Compiler, Linker etc. für die Programmiersprachen C, C++, Objective-C, Objective-C++, Java, Fortran und Ada an. GCC-Toolchain kann auf allen wichtigen Betriebssystemen installiert werden.

Für Windows gibt es eine sehr gute Installationroutine für die Toolchain: MinGW http://www.mingw.org (In Abschnitt 5.2 wurde die Installation bereits beschrieben). Auf GNU/Linux-Systemen kann man den Compiler meist über die Paketverwaltung einfach installieren.

**Bibliothek mit den Standardfunktionen**

Standard-C-Bibliotheken (printf, memset, fread, fopen etc.) gibt es verschiedene. Die C-Bibliothek benötigt man, um die einfachsten Sachen nutzen zu können. Oft ist die C-Bibliothek Bestandteil des Compilers, doch genau genommen sollte man diese getrennt betrachten. Die klassiche C-Bibliothek für den GCC ist die glibc (http://www.gnu.org/software/libc/). Mit der Installation von MinGW und GCC unter GNU/Linux wird sie meist mit installiert und man kann daher problemlos im eigenen C-Programm die Anweisung #include <stdio.h> u. Ä. schreiben, ohne dass der Compiler mit einem Fehler abbricht.

**Bibliothek für grafische Oberflächen (Fenster, Maus-Events etc.)**

Für die Programmierung von grafischen Oberflächen kommt man wieder mit komplett freien Bibliotheken aus. Es ist nicht notwendig, sich mit „Windows-Programmierung" zu beschäftigen, um Fenster und Menüs programmieren zu können.

Mit WxWidget http://www.wxwidgets.org/ beispielsweise können Oberflächen unabhängig vom Betriebssystem geschrieben werden. WxWidget gibt es für Windows, Mac, GNU/Linux und diverse andere Betriebssysteme.

Auf der Homepage von WxWidget finden sich Installationsanleitungen und Beispiele. Die Beispiele können alle wiederum mit dem GCC bzw. MinGW und der Bibliothek WxWidget übersetzt werden.

**Tip:** „Hello World" mit WxWidget und dem GCC: http://www.wxwidgets.org/docs/tutorials/hello.htm

### Umgebung mit grafischer Oberfläche erzeugen

WxWidget ist alleine nur eine Bibliothek. Das heißt, es muss in der gewählten Programmiersprache von Hand das Layout der Anwendung programmiert werden. Für WxWidget gibt es jedoch auch „Designer", mit denen man per „Drag&Drop" Oberflächen gestalten kann:

- wxFormBuilder http://wxformbuilder.org/
- wxDev-C++ .http://wxdsgn.sourceforge.net/
- Code::Blocks http://www.codeblocks.org/
- wxGlade http://wxglade.sourceforge.net/
- XRCed http://xrced.sourceforge.net/
- VisualWX http://visualwx.altervista.org/

### Betriebssystemunabhängige Bibliothek für den Zugriff auf USB-Geräte

Jede Hardware benötigt unabhängig vom Betriebssystem immer einen Treiber. Treiberentwicklung jedoch ist nicht immer die einfachste Disziplin in der Informatik. Mit der Bibliothek LibUSB wurde deshalb eine betriebssystemunabhängige Möglichkeit geschaffen, den Zugriff auf die USB-Schnittstellen direkt aus dem sogenannten User-Space anzusprechen. Das USB-Gerät kann über einfache Funktionsaufrufe aus einem eigenen Programm heraus angesteuert werden.

Mit der Bibliothek werden einfache USB-Kommunikationsfunktionen angeboten, die einen für einfache USB-Geräte völlig ausreichenden Zugriff ermöglichen (ohne komplizierte Treiberentwicklung).

Unter GNU/Linux genügt es, die Bibliothek mittels Paketverwaltung zu installieren. Unter Windows werden die notwendigen Dateien zusammen mit der Installation der Treiber installiert.

### Betriebssystemunabhängiger „Build-Prozess"

Um nicht alle Compileraufrufe jedes Mal von Hand neu eingeben zu müssen, kann ein Programm für den „Build-Prozess" eingesetzt werden. Aus der Unix- bzw. GNU/Linux-Welt stammt das Makefile. Unter GNU/Linux ist dieses Programm meist fester

Bestandteil jeder Distribution, und unter Windows ist eine Version von Makefile mit MinGW installiert worden. Beispiel-„Makefiles“ können dem Ordner *octopususb* entnommen werden.

**Allgemeines zur Funktion sleep**

Soll die Funktion *my_sleep* unter Windows und Linux (in der hier vorgestellten C-Entwicklungsumgebung) laufen, muss um die vom Betriebssystem gelieferten Funktionen ein Makro definiert werden, da *sleep* unter Windows Millisekunden und *sleep* unter Linux Sekunden erwartet.

```
#ifndef WIN32
#include <unistd.h>
#endif
static int my_sleep( unsigned long _t ) (
#ifdef WIN32
return sleep( _t );
#else
return usleep( 1000 * _t );
#endif
)
```

## 5.6 Kleine Programme für Batch-Dateien

Kleine Programme, mit denen man z. B. einen Messwert holen kann, ein Pin setzen o. Ä., können mit der im Buch aufgebauten Entwicklungsumgebung einfach erzeugt werden. Solch ein Programm kann wiederum sehr gut in Batch-Dateien oder andere Ablaufsteuerungen integriert werden. Oft bietet sich ein Arbeiten mit solch kleinen Programmen gesteuert durch einen Ablaufmechanismus an, bzw. es entsteht erheblich weniger Softwareentwicklungsaufwand.

Beispiel:

- *cd demos/c/io-switch*
- Unter Linux: *make*
- Unter Windows: *make win*
- Unter Linux: *./io-switch 1 0* (Schalten eines Pins)
- Unter Windows: *io-switch.exe 1 0* (Schalten eines Pins)

## 5.7 GNU/Linux-Treiber

Linux ist mittlerweile sehr verbreitet. Ein wesentlicher Faktor ist unter anderem der freie und gut strukturierte Quelltext. Der Kernel ist ebenfalls sehr sauber strukturiert und aufgeteilt. Das sieht man vor allem, wenn man das folgende Beispiel betrachtet, wie ein kleiner USB-Treiber für ein eigenes USB-Gerät entsteht. Einfache Strukturen, klare Funktionsaufrufe bieten die Möglichkeit für eigene Treiber. Als Beispiel wird ein einfacher Leuchtdioden-Treiber für Octopus geschrieben. Ziel ist es, einfach eine LED ein- bzw. ausschalten zu können.

Zum Schreiben eigener Treiber ist es wichtig, sich den Ablauf des Datenflusses zwischen PC und Hardware klar zu machen bzw. das Protokoll zu kennen und zu verstehen.

Kurz nochmals die wichtigsten Schritte bei einer USB-Kommunikation:

1 Suchen des Geräts anhand der Hersteller- oder Produkt-Nr., der Herstellerbezeichnung, Produktbezeichnung oder Seriennummer in den Listen des Betriebssystems.
2 Öffnen der Verbindung zu dem gefundenen Gerät.
3 Aktivierung der gewünschten Konfiguration (Stromprofil des USB-Geräts).
4 Aktivierung des gewünschten Interface (Endpunkt-Strang).
5 Übertragung der Daten durch USB-Übertragungsfunktionen und Endpunktadressen.

Der Ablauf im Linux-Kernel-Treiber ist ähnlich. Ein paar Punkte werden zusammengefasst, aber dazu gleich mehr. Um kommunizieren zu können, wird Folgendes benötigt:

- Hersteller- und Produktnummer
- Endpunktadresse und Transferart des Endpunkts
- Struktur der Daten, die über den Endpunkt verarbeitet werden (Protokoll)

Diese Informationen kann man unter Linux am einfachsten mit dem Befehl *usbview* auf der Kommandozeile ermitteln. Als Ausgabe erhält man alle wichtigen Deskriptoren:

```
OctopusUSB Interface Converter and I/O Extension
Manufacturer: EmbeddedProjects
Serial Number: 20081108
Speed: 12Mb/s (full)
USB Version:  1.10
Device Class: 00(>ifc )
Device Subclass: 00
Device Protocol: 00
Maximum Default Endpoint Size: 8
Number of Configurations: 1
Vendor Id: 1781
Product Id: 0c65
Revision Number:  0.01

Config Number: 1
       Number of Interfaces: 1
       Attributes: a0
       MaxPower Needed: 100 mA
       Interface Number: 0
               Name: (none)
```

```
                Alternate Number: 0
                Class: 00(>ifc )
                Sub Class: 00
                Protocol: 00
                Number of Endpoints: 2
                        Endpoint Address: 81
                        Direction: in
                        Attribute: 2
                        Type: Bulk
                        Max Packet Size: 64
                        Interval: 0ms
                        Endpoint Address: 01
                        Direction: out
                        Attribute: 2
                        Type: Bulk
                        Max Packet Size: 64
                        Interval: 0ms
```

Die Herstellernummer ist 0x1781 und die Produktnummer 0x0c65. Der Endpunkt für das Senden von Daten vom Computer zum USB-Gerät ist 0x01 (OUT) und für ausgehende Daten 0x81 (IN) – beides mit Bulktransfer.

Für die Kommunikation ist weiter ausschlaggebend, was zum USB-Gerät hin gesendet und was als Antwort zurückerhalten wird.

Das Protokoll ist sehr einfach aufgebaut. In der Datei *octopususb/firmware/protocol.h* sind die Protokolldaten definiert. Ein Datenblock zum USB-Gerät ist maximal 64 Byte groß. Antworten können bis zu 320 Byte lang sein.

Ein Sende- und Empfangsblock sieht so aus:

| | Kommando 0 | Antwort-Status | Inhalt |
|---|---|---|---|
| Feld | command | response | body |
| Länge | 1 Byte | 1 Byte | bis zu 318 Byte |

Abhängig von der Einheit, die auf Octopus angesprochen wird, muss ein Kommando angegeben (siehe *Tabelle 12* ) werden. Die Parameter für ein Kommando folgen im Inhaltsteil des Sendeblocks. Beim Kommando zum Setzen des Werts eines IO-Pins muss beispielsweise der neue Wert für den Pin übergeben werden. Das Feld Antwort-Status hat beim Senden keine Bedeutung, nur bei Antworten steht hier ein Status wie z. B. war die Operartion erfolgreich, war ein Pin im falschen Modus, existiert ein Pin eventuell gar nicht usw.

Mögliche Rückgabewerte sind der Tabelle 11 S. 160 zu entnehmen.

**Linux-Kernel-Treiber**

Der Treiber soll auf das Wesentliche beschränkt sein. Die sieben Leuchtdioden sollen über das Dateisystem ansteuerbar sein. In GNU/Linux bzw. UNIX versucht man alles im Dateisystem abzubilden. Möchte man lesend auf das Gerät zugreifen, z. B. auf Scanner, Tastatur, Festplatte etc., liest man eine Datei (die Datei des Gerätetreibers), möchte man schreibend darauf zugeifen, z. B. Drucker, Bildschirm etc., schreibt man entsprechend in die Datei des Gerätetreibers.

Im Kernelarchiv liegt für den Rahmen des USB-Treibers eine Datei usb-skeleton.c, welche als Ausgangslage dient. Ein Kernelmodul ist immer nach der gleichen Struktur aufgebaut. Schlüssel eines Treibers sind die folgenden Datenstrukturen und Funktionsaufrufe:

Quelltextauszug aus Kerneltreiber für Octopus.

```
static struct usb_driver octopus_driver = (
        .name =         „octopus“,
        .probe =        octopus_probe,
        .disconnect =   octopus_disconnect,
        .suspend =      octopus_suspend,
        .resume =       octopus_resume,
        .pre_reset =    octopus_pre_reset,
        .post_reset =   octopus_post_reset,
        .id_table =     octopus_table,
        .supports_autosuspend = 1,
);
static int __init usb_octopus_init(void)
(
        int result;

        /* register this driver with the USB subsystem */
        result = usb_register(&octopus_driver);
        if (result)
                err(„usb_register failed. Error number %d“, result);
        return result;
)
static void __exit usb_octopus_exit(void)
(
        /* deregister this driver with the USB subsystem */
        usb_deregister(&octopus_driver);
)
module_init(usb_octopus_init);
module_exit(usb_octopus_exit);
MODULE_LICENSE(„GPL“);
```

Von unten nach oben bedeutet der Quelltext Folgendes: Das Makro MODULE_LICENSE gibt an, unter welcher Lizenz der Treiber steht. Das hat vor allem rechtliche Gründe und hängt mit dem Open-Source-Gedanken zusammen. Als Nächstes befinden sich die Aufrufe *module_exit* und *module_init* im Treiber. Diese Funktionen werden vom Kernel nach dem Entladen oder Laden des Treibers aufgerufen. Als Parameter wiederum ist die tatsächliche Funktion angegeben, die ausgeführt wird. Beim Laden des Kernels ist es *usb_octopus_init* und beim Entladen *usb_octopus_exit*. In den Funktionen ist der Aufruf enthalten, welcher den Treiber im USB-System des Kernels als aktiven Treiber registriert oder wieder abmeldet.

Zentrale Komponente bei der Anmeldung ist die Datenstruktur *usb_driver*. In der Struktur sind alle Adressen der wichtigen Funktionen des Treibers hinterlegt. So kann das USB-Subsystem den Treiber vollständig integrieren.

Der vollständige Treiber befindet sich auf der CD zum Buch im Ordner *linuxdriver*.

Für das USB-Subsystem muss bekannt sein, für welches Gerät der Treiber ist. Angegeben werden kann dies in den Datenstrukturen *usb_device_id*. Der Kernel kann so selbstständig – wenn Octopus angesteckt wird und der Treiber geladen ist – den Treiber für das Gerät verwenden.

```
/* Define these values to match your devices */
#define USB_OCTOPUS_VENDOR_ID   0x1781
#define USB_OCTOPUS_PRODUCT_ID  0x0c65
/* table of devices that work with this driver */
static struct usb_device_id octopus_table [] = (
               ( USB_DEVICE(USB_OCTOPUS_VENDOR_ID,
               USB_OCTOPUS_PRODUCT_ID) ),
       ( )
);
MODULE_DEVICE_TABLE(usb, octopus_table);
```

Nachdem der USB-Teil erfolgreich initialisiert ist, benötigt man zusätzlich eine Schnittstelle für den Treiber zum Benutzer hin. In Linux gilt das Konzept: Jedes Gerät erscheint im Dateisystem. Soll mit dem Gerät gearbeitet werden, wird in die passende Datei des Geräts einfach Inhalt hineingelegt oder von ihr gelesen. Auf die gleiche Art und Weise soll unser Treiber für die sieben Leuchtdioden arbeiten.

Als Schnittstellen gibt es verschiedene Verzeichnisbäume im Dateisystem, die man dafür nutzen kann. Das Proc-Dateisystem ist unsere Wahl zur Lösung des Problems.

Denn beliebige Dateien können im Proc-Dateisystem erzeugt werden. Lesende und schreibende Zugriffe auf diese Dateien können gezielt von unserem USB-Treiber abgefangen werden. Für jede Leuchtdiode soll eine Datei erzeugt werden. Übergibt man dieser Datei 1, soll die Leuchtdiode an-, bei 0 ausgehen.

*echo "1" > /proc/octopus_led*

Zu Beginn genügt die Schnittstelle für die erste Leuchtdiode, um das Prinzip zu demonstrieren.

Das Dateisystem ist schnell eingerichtet:

```
static struct proc_dir_entry * proc_entry;
proc_entry = create_proc_entry(„octopus_led",0777,NULL);
proc_entry->read_proc = octopus_led_read;
proc_entry->write_proc = octopus_led_write;
proc_entry->owner = THIS_MODULE;
```

Zusammengefasst sind dies alle wichtigen Initialisierungen, die beim Modulladen geschehen sollten. Die Funktion *create_proc_entry* erzeugt die Datei mit den Rechten 777, dies bedeutet, dass alle Benutzer des Systems darauf zugreifen dürfen. In der Datenstruktur *proc_entry* werden die Funktionen, die beim Lesen oder Schreiben aus der Datei */proc/octopus_led* aufgerufen werden, angegeben. Beim Entladen wiederum muss der Datei-Eintrag im Proc-Dateisystem wieder entfernt werden.

```
remove_proc_entry(„octopus_led“,&proc_root);
```

Die Funktionen *octopus_led_read* und *octopus_led_write* befinden sich im Treiber ganz oben. Wird eine „1“ in die Datei /proc/octopus_led geschrieben, geht die LED 1 an, bei einer „0“ geht diese aus und in allen anderen Fällen bleibt der Status so wie er eingestellt war bestehen:

```
ssize_t octopus_led_write( struct file *flip, const char __user *buff, unsi-
gned long len, void *data)
(
        int number;
        /* buff ascii value (0x30 ascii for Number 1)*/
        number = (int)buff[0] - 0x30;
        if(number==1)
                octopus_led(LED1,ON);
        else if(number==0)
                octopus_led(LED1,OFF);
        else
                info(„octopus: unkown value\n“);
        return len;
)
```

Der eigentliche Zugriff auf die Hardware erfolgt durch die Funktion *octopus_led*. In dieser wird der Bulk-Transfer mit dem entsprechenden Protokoll (siehe Anhang) zum entsprechenden Endpunkt hin realisiert:

```
#CMD_IO_PIN_DIRECTION
#CMD_IO_PIN_VALUE
#define LED1 26
#define LED2 27
#define LED3 28
#define LED4 29
#define LED5 30
#define LED6 31
#define LED7 32
#define ON 1
#define OFF 0

int octopus_led(int pin, int value)
(
        char buffer[4] = (CMD_IO_SET_PIN,0,0,0);
        char rxbuffer[4];
```

```
        int result;
        buffer[2] = (char)pin;
        buffer[3] = (char)value;
        result = usb_bulk_msg( dev, usb_sndbulkpipe( dev, 1 ), buffer,
4, &rxbuffer, 1000 );
}
```

Bulk-Transfers werden mit der Funktion *usb_bulk_msg* im Kernel abgearbeitet. Die Nachricht wird abgesendet und das Ergebnis wird als Antwort geliefert. Als Parameter werden erwartet:

- Das Gerät
- Die Pipe (Endpunkt)
- Der Speicherblock mit den Daten
- Die Länge des Speicherblocks
- Die Adresse einer Variablen, die das Ergebnis aufnimmt
- Ein Timeout-Wert

Ein Datenblock zum Setzen der LED1 sieht beispielsweise so aus:

CMD_IO_SET_PIN,0,26,1

Von links nach rechts bedeutet dies: Kommando, Antwort-Byte (erst bei Antwort von Bedeutung), Pin-Nummer, Wert (1 oder 0) für Pin.

Im Wesentlichen war dies die USB-Kommunikation mit Octopus über einen Kerneltreiber.

Zurück zum Proc-Dateisystem. Im lesenden Fall wird im Treiber nichts ausgegeben. Später kann dies jederzeit zum Umschalten des Pins als Eingang genutzt werden, um den aktuell anliegenden Wert zu erhalten.

Nach dem erfolgreichen Programmieren des Treibers muss er noch übersetzt, geladen und getestet werden. Dazu müssen sich die zum Kernel gehörenden Header-Dateien auf dem System befinden. Unter Ubuntu installiert man sie folgendermaßen auf der Konsole:

*sudo apt-get update*

*sudo apt-cache search linux-headers-$(uname -r)*

*sudo apt-get install linux-headers-$(uname -r)*

Sind die Header-Dateien vorhanden, kann das Verzeichnis *linuxdriver* von der CD auf die Festplatte kopiert werden. Anschließend muss man mit der Konsole in das Verzeichnis wechseln:

*cd linuxdriver*

*make*

Mit dem Aufruf von *make* wird ein ladbares Kernelmodul erzeugt – octopus.ko. Es kann mit den Root-Rechten geladen werden:

*sudo insmod octopus.ko*

War dies erfolgreich, kann mit dem Befehl *dmesg* geprüft werden, ob der Treiber das Gerät gefunden und aktiviert hat (das Gerät muss sich natürlich am USB-Bus befinden).

*dmesg | tail –5*

Ausgabe:

[3432.319242] /home/bene/usbbuch/CD/linuxdriver/octopus.c: USB Octopus device now attached to USBOctopus-192

Um LED1 einzuschalten, kann einfach eine „1" in die Datei geschrieben werden:

*echo „1" > /proc/octopus_led*

Um die LED1 wieder auszuschalten, kann eine „0" geschrieben werden:

*echo „0" > /proc/octopus_led*

Sollte alles geklappt haben, wurde soeben der erste Treiber erfolgreich geschrieben und getestet.

Mögliche Probleme:

- Viele Fehler erscheinen nach dem Aufruf von make: Wurden wirklich die Kernel-Header-Dateien installiert? Diese müssen in /usr/src/linux liegen.
- Die Datei /proc/octopus_led erscheint nicht nach dem Laden: Eventuell fehlt die Proc-Dateisystemunterstützung im Kernel. Es muss ein anderer Kernel geladen werden.
- Die LED1 reagiert nicht auf den echo-Befehl: Eventuell kann Octopus direkt an einen anderen USB-Port des Computers (ohne dazwischengeschalteten Hub) angesteckt werden? Ist die Firmware tatsächlich auf Octopus vorhanden?

Der vollständige Treiberquelltext für das Kernelmodul befindet sich im Anhang.

# 6 Beispiele Messen, Steuern und Regeln

Messen und Steuern kann nur mit externen Sensoren bzw. Aktoren geschehen. Ziel dieses Kapitels ist es, verschiedene Messungen und Ansteuerungen zu beschreiben, um so einen Baukasten für eigene Regelkreisläufe zu erlangen. Es gibt unter den einzelnen Mess- und Steuerbeispielen in dem folgenden Kapitel unter anderem kleine Kreisläufe, die Messung, Steuerung und Regelung miteinander verbinden. Ein Lüfter, der abhängig von der Temperatur angesteuert wird, ist z. B. solch ein Regelkreislauf, der wiederum als Vorlage für weitere eigene Entwicklungen dienen kann.

## 6.1 Digitaler Ausgang

Octopus hat 38 nach außen geführte IO-Pins (siehe *Abb. 59*). Jeder Pin kann als digitaler Ein- und Ausgang verwendet werden. Soll ein Prozess, wie z. B. eine Pumpe, eingeschaltet, ein Tor geöffnet bzw. wieder geschlossen oder ein Ventil umgestellt werden, so benötigt man einen Ausgang. Abhängig von der Last des Verbrauchers muss zusätzlich am Ausgang eine Hilfsschaltung als Treiber angebracht werden.

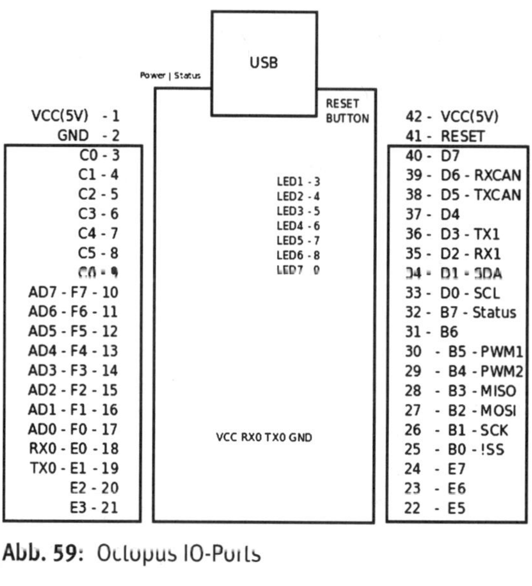


**Abb. 59:** Octopus IO-Ports

**Achtung!**
Mit einem Octopus-Ausgang können nur kleine Lasten bis zu 40 mA betrieben werden. Für höhere Lasten muss ein Transistor, FET oder Relais angeschlossen werden.

Sollen Ausgangslasten geschaltet werden, ist darauf zu achten, wie hoch sie sind. Jeder kennt es, wenn eine Steckdose zu hoch belastet ist, „fliegt" die Sicherung. So etwas soll natürlich auf der Platine vermieden werden, denn im schlimmsten Fall kann der Mikrocontroller einen irreparablen Schaden davontragen.

Prinzipiell gibt es drei typische Möglichkeiten, externe Peripherie an Octopus anzuschließen:

1. Das Signal wird direkt mit einem Schutzwiderstand als Strombegrenzung angeschlossen.
2. Die Octopus-Ausgangsleitung steuert einen Transistor an.
3. Die Octopus-Ausgangsleitung steuert einen Treiberbaustein an.
4. Die Octopus-Ausgangsleitung steuert einen FET an.
5. Die Octopus-Ausgangsleitung steuert ein Relais an.

Wann muss welche Möglichkeit gewählt werden?

**Tabelle 6:** Leistung Ausgangspin

| Möglichkeit | ca. Max. Strom | Anwendung |
|---|---|---|
| Direkte Verbindung | 40 mA | LED |
| Transistor | 200 mA | Mehrere LEDs |
| Ausgangstreiber ULN2803 | 500 mA | Relais |
| FET | 1 A | Lüfter |
| Relais | Bis 5 A | Motoren, Pumpen |

**Direkte Verbindung**

Kleine Lasten wie beispielsweise Leuchtdioden können direkt mit einem Widerstand angesteuert werden (siehe *Abb. 60*).

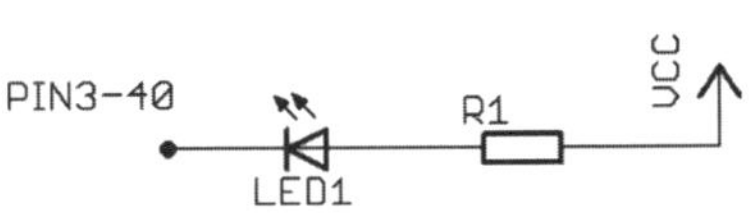


**Abb. 60:** IO-Port direkt ohne Leistungsstufe

Abhängig von der Leuchtdiode muss der Widerstand R1 errechnet werden. Bei Leuchtdioden gibt es im Wesentlichen zwei Unterschiede: die Standard-Leuchtdiode und den Low-Current-Typ (gekennzeichnet durch einen wesentlich geringeren Stromverbrauch). Low-Current-Leuchtdioden sind normalerweise beim Kauf explizit ausgezeichnet. In der folgenden Berechnung wird eine Standard-Leuchtdiode eingesetzt. Die Leuchtdiode hat einen Spannungsabfall von 1,2 V. Bei einer 5 V Versorgungsspannung muss daher 5 V – 1,2 V = 3,8 V für die Berechnung des Widerstands als Spannungswert angenommen werden. Ein Strom von 20 mA lässt die LED laut Datenblatt hell erleuchten:

R = U / I

R = 3,8 V / 20 mA

R= 190 Ohm

Über die Software bzw. die Octopus-Bibliothek kann die Funktion jedes einzelnen Pins angesteuert werden. Ist es jedoch notwendig, mehrere Pins zeitgleich einzustellen, zu verändern oder zu lesen, gibt es extra Befehle, mit denen bis zu vier IO-Pin-Gruppen mit maximal 8 Pins gleichzeitig konfiguriert bzw. gesetzt oder gelesen werden können (siehe *Abb. 61*).

Wenn IO-Ports (bis zu 8 Pins) gleichzeitig gelesen werden sollen, um z. B. einen Zählerzustand zu einem bestimmten Zeitpunkt aufzunehmen, könnte man mit dem einzelnen Aufruf jedes Pins nie alle Werte gleichzeitig bekommen, weil es bedingt durch den sequenziellen Aufruf der Funktionen zu einem Versatz käme. Das Gleiche gilt bei Ausgängen, die gleichzeitig geschaltet werden müssen, um einen Prozess zu aktivieren. In beiden Fällen müssen die Ein- und Ausgangsleitungen an der gleichen Gruppe angeschlossen sein, damit mit einem Kommando alle Pins gleichzeitig angesteuert werden können.

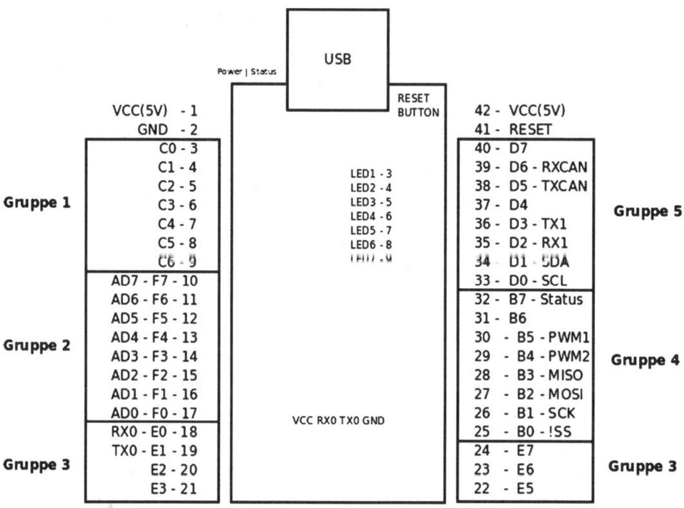


**Abb. 61:** Octopus Port-Gruppen

**Transistor**

Sobald die Last größer als ca. 40 mA ist, sollte mindestens ein Transistor zum Schalten verwendet werden. Wie eine Schaltung mit einem Transistor aussehen könnte, ist in *Abb. 62* dargestellt. Für eine Treiberschaltung muss ein NPN-Transistor verwendet werden. Bekannte NPN-Typen stehen in der *Tabelle 6*. Informationen über die Funktionsweise von NPN-Transistoren können der Standardliteratur entnommen werden.

Der Basisanschluss vom Transistor wird über einen Widerstand R1 an Octopus angeschlossen. Mit dem Wert des Widerstands wird der Strom eingestellt, der zum korrekten Schalten des Transistors ausreicht. Als Faustregel kann gesagt werden, dass ein Transistor das 10-fache der Eingangslast schalten kann. Um beispielsweise 100 mA mit dem Transistor schalten zu können, wird ein Basisstrom von 10 mA benötigt. Für 10 mA wird nach der Berechnung:

R = U / I

R = 5 V / 10 mA

R = 500 Ohm

ein 500 Ohm-Widerstand benötigt. Der Emitter-Ausgang des Transistors wird direkt mit der Masse auf Octopus verbunden. Die Spannung zum Schalten der Last kann entweder von Octopus, oder – was besser ist – von einer externen Stromquelle genommen werden. Die Spannung für die Last kann auch einen anderen Wert (z. B. 12 V statt 5 V) als Octopus besitzen. Mit der Diode D1 wird noch eine Freilaufdiode als Schutz integriert. Wird mit dem Transistor die Verbindung zur Masse getrennt, baut sich entgegen dem Spannungsabfall ein Strom in der Last auf. Um diesen Strom gezielt abzubauen bzw. frei laufen zu lassen, wird die Diode D1 benötigt. Die Schaltung funktioniert auch ohne D1, jedoch wird über lange Zeit hinweg der Transistor schleichend Schaden nehmen.

**Tabelle 7:** NPN-Transistoren

| Typ | NPN/PNP | Gehäuse | P in W | U in V | I in A |
|---|---|---|---|---|---|
| BC 107 B | NPN | TO-18 | 0,3 | 45 | 0,1 |
| BC 140-6 | NPN | TO-39 | 3,7 | 40 | 1 |
| BC 140-10 | NPN | TO-39 | 3,7 | 40 | 1 |
| BC 140-16 | NPN | TO-39 | 3,7 | 40 | 1 |
| BC 547 A | NPN | SOT-54 | 0,5 | 45 | 0,1 |
| BC 547 B | NPN | SOT-54 | 0,5 | 45 | 0,1 |
| BC 547 C | NPN | SOT-54 | 0,5 | 45 | 0,1 |
| 2 N 3055 | NPN | TO-3 | 115 | 60 | 15 |

Als weiteren Transistor-Typ neben dem NPN gibt es noch die PNP-Version. Für das Schalten von Lasten ist er aufgrund der umgekehrten Polarisation im Vergleich zum NPN-Typ unpraktisch und wird deshalb an dieser Stelle nicht näher beschrieben.

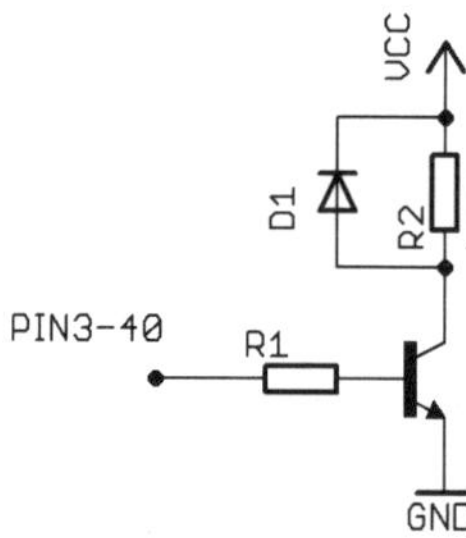


**Abb. 62:** NPN-Transistor als Ausgang

**Ausgangstreiber ULN2803**

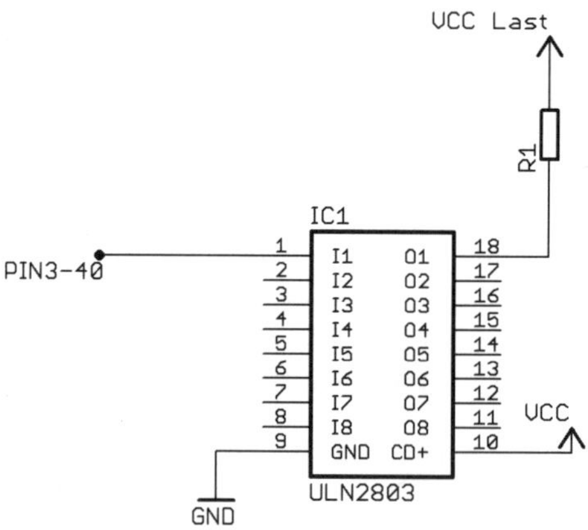


**Abb. 63:** ULN2803 als Treiber

Sollen größere Lasten als ca. 200 mA geschaltet werden, reicht ein einfacher Transistor meist nicht mehr aus. Der nächste Schritt wäre jetzt, Tansistorschaltungen hintereinander aufzubauen (zu kaskadieren), um die gewünschte Leistung erreichen zu können. Optional zu der Kaskadierung gibt es fertige Treiberbausteine, die solche Schaltungen bereits fertig konfektioniert in einem Gehäuse anbieten. Ein bekannter Treiberbaustein ist beispielsweise der Typ ULN2803.

Die Transistorschaltung des Abschnitts zuvor ist im Inneren des Bausteins ULN2803 Grundlage des Ausgangstreibers. Eingesetzt wird der Baustein wie in *Abb. 63* dargestellt. Der IO-Pin von Octopus kommt direkt an eine Leitung I1-I8. Die Last für den IO Port hängt dementsprechend an O1-O8. Der Baustein ULN2803 muss mit dem

Pin CD+ an der Versorgungsspannung von Octopus hängen. Die Spannungsversorgung für die Last wird über „Vcc Last“ angebracht. Jetzt darf nicht mehr die Versorgungsspannung der Schaltung Octopus für die Last verwendetet werden, denn Octopus kann über den USB-Bus max. 500 mA liefern, sondern die Spannungsversorgung an „Vcc Last“ muss extern angeschlossen werden (z. B. Labornetzteil).

### FET – Feld Effekt Transistor

Der Königsweg für die Schaltung höherer Lasten ist eindeutig der mit einem FET-Baustein (Feld Effekt Transistor). FET-Bausteine gibt es in verschiedenen Ausführungen. Zum einem wird bei der Polarität wieder zwischen N-Kanal oder P-Kanal entschieden, zum anderen, ob es ein sogenannter „enhanced“ (Anreicherungs-Typ) oder „depletion“ (Verarmungs-Typ) ist. Anreicherung meint die Ansammlung von Elektronen, dass also bei angelegtem Strom der FET schaltet. Bei einem Verarmungstyp schaltet der FET, wenn er gegen Masse geschaltet wird.

Als Treiber bietet sich ein Typ N-Kanal „enhanced“ an. Dadurch kann mit einem High-Pegel eine Verbindung hergestellt (eine Last eingeschaltet) und mit einem Low-Pegel eine Verbindung geöffnet (eine Last ausgeschaltet) werden.

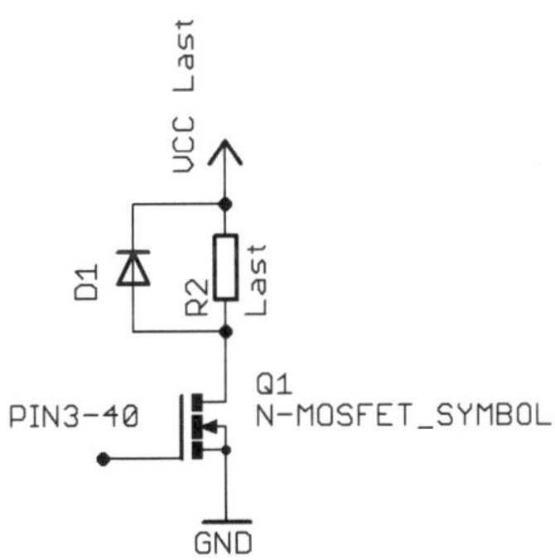


**Abb. 64:** FET als Treiber

Für die Schaltung in *Abb. 64* wurde als Typ ein BS107 FET-Baustein verwendet. Das Prinzip ist das gleiche wie beim Transistor. Der Vorteil eines FETs ist jedoch der, dass er im Gegensatz zu einem Transistor nicht wie ein Verstärker wirkt, sondern eher wie ein Schalter. Die Leitung der Last ist unterbrochen, wenn kein High-Signal angelegt ist und es fließt kein Strom im Lastkreislauf.

### Relais

Relais werden immer über einen Transistor, Ausgangstreiber oder FET angesteuert. Ein Relais ist in den Schaltungen (siehe *Abb. 62, 63* und *64*) immer als Verbraucher (R1 oder R2) anzuschließen. Mit dem Schaltungsteil, in dem sich der Transistor, Treiberbaustein oder FET befindet, wird nur die interne Spule des Relais geschaltet. Mithilfe dieses Relais-Schalters kann so wiederum eine weitere Verbindung geöffnet oder geschlossen werden. Mit Relais lassen sich wesentlich höhere Ströme und Spannungen für Verbraucher schalten.

**ACHTUNG!**
**Im Umgang mit höheren Spannungen und Strömen gelten besondere Vorschriften!**

**Programmierung der Ausgangspins**

Unabhängig von der Anbindung des Verbrauchers an den Mikrocontroller erfolgt die Programmierung stets so:

1. Definition des Pins als IO-Leitung
2. Setzen eines Werts (Low- bzw. High)

Für die Ansteuerung wird ein kleines C-Programm angeboten, das entweder erweitert oder als ausführbares Programm genutzt werden kann.

Auf der CD zum Buch befindet sich unter *octopususb/demo/c/io-switch* (für Linux) bzw. *octopususb/demo/c/io-switch.exe* (für Windows) das C-Programm. Am besten wird der Ordner *octopususb* auf die Festplatte kopiert und mit der Konsole in diesen Ordner gewechselt.

Zu Beginn wird überprüft, ob die Installation der Softwareumgebung korrekt erfolgt ist, indem das Programm vom Quelltext zu einem ausführbaren Programm übersetzt wird.

**Übersetzung Quelltext unter Linux**

gcc -Wall -g -loctopus -o io-switch io-switch.c

**Übersetzung Quelltext unter Windows**

*gcc -o io-switch.exe ../../libs/c/octopus.o io-switch.c -lusb -I /c/Programme/libusb-win32-device-bin-0.1.10.1/include -L /c/Programme/libusb-win32-device-bin-0.1.10.1/lib/gcc -L ../../libs/c -I ../../liboctopus/src*

Als Ergebnis liegt eine ausführbare Datei in dem aktuellen Ordner vor. Nach einem Start mit dem Parameter 3 (für LED1 auf Octopus) und 1 für Ausgang auf High sollte feststehen, ob die Übersetzung erfolgreich war.

LED einschalten:

*./io-switch 3 1* oder unter Windows *io-switch.exe 3 1*

LED ausschalten:

*./io-switch 3 0* oder unter Windows *io-switch.exe 3 0*

3 = Pinnummer aus dem Octopusplan (siehe *Abb. 20*)

1 bzw. 0 = ein- und ausschalten

**Linux-Hinweis**

Falls die automatische Rechtevergabe mit UDEV aus Kapitel 5.3 nicht stattgefunden hat, sollte, um auf Nummer sicher zu gehen, der Befehl als root gestartet werden. Dies bedeutet, dass zuerst mit dem Befehl *su* und einer Passworteingabe zum Benuter Root gewechselt werden muss. Anschließend kann erneut der Aufruf von *io-switch* mit den passenden Parametern erfolgen.

Besser ist aber jedenfalls, wenn die automatische Rechtevergabe für das USB-Gerät mit *udev* wie in Kapitel 5.4 beschrieben vorgenommen wird.

**Quelltext io-switch.c**

Nachdem das Programm läuft, kann ein Blick hineingeworfen werden:

Quelltext io-switch.c:

```
#include <stdio.h>
#include <octopus.h>

int main (int argc, char *argv[])
(
  struct octopus_context octopus;
  if (!octopus_init (&octopus))
    printf („%s\n“, octopus.error_str);
  if (octopus_open (&octopus) < 0)
  (
    printf („%s\n“, octopus.error_str);
    exit (0);
  )
 char desc[64];
  octopus_get_hwdesc (&octopus, desc);
  printf („Device: %s\n“, desc);
 int pin,onoff;
  pin = atoi(argv[1]);
  onoff=atoi(argv[2]);
  if(pin > 2 && pin < 41)
  (
    if (octopus_io_init (&octopus, pin) < 0)
         printf („ERROR: %s\n“, octopus.error_str);

    if (octopus_io_set_pin_direction_out (&octopus, pin) < 0)
         printf („ERROR: %s\n“, octopus.error_str);
    if (octopus_io_set_pin (&octopus, pin, onoff) < 0)
                  printf („ERROR: %s\n“, octopus.error_str);
  )
  if (octopus_close (&octopus) < 1)
     printf („ERROR: %s\n“, octopus.error_str);
  return 0;
)
```

### Kommentare zum Quelltext

Alle Programme mit Octopus sind folgendermaßen strukturiert:

1. Öffnen des Geräts
2. Initialisieren der gewünschten Schnittstelle
3. Durchführen von Operationen
4. Beim Beenden des Programms Verbindung beenden

Zu Beginn muss das Gerät geöffnet werden. Ist nur ein Octopus am USB-Bus angeschlossen, kann mit der einfachen Funktion *octopus_open* gearbeitet werden. In diesem Programm wird nach dem Öffnen die interne Bezeichnung abgefragt und ausgegeben. So weiß man schnell, dass die Kommunikation fehlerfrei arbeitet. Anschließend wird beim gewünschten Pin die IO-Pin Funktion aktiviert und die Datenrichtung eingestellt. Mit *octopus_io_set_pin* kann ein Wert für die Schaltung des Pins angegeben werden. Eine 0 für Low bzw. 0V und eine 1 für High, was der Versorgungsspannung von ca. 5 V entspricht.

Nachdem die Operation durchgeführt worden ist, wird die Verbindung vor dem Beenden des Programms wieder geschlossen.

### Das Programm in Java

Das Programm io-switch befindet sich ebenfalls als Java-Konsolenanwendung im Ordner *octopususb/demos/java/io-switch.*

Um auf der Kommandozeile unter Linux das Programm erfolgreich mit dem Aufruf von *make* in dem Ordner *octopususb/demos/java/io-switch* durchführen zu können, muss zuvor die Bibliothek für Java übersetzt werden.

1 *cd octopususb/libs/java*
2 *make*

Jetzt kann in das *ioswitch-Java*-Verzeichnis gewechselt und *make* aufgerufen werden.

Übersetzung des Programms:

*javac -cp .:../../../libs/java ioswitch.java*

LED einschalten:

*java -cp .:../../libs/java -Djava.library.path=../../../libs/java ioswitch 3 1*

LED ausschalten:

*java -cp .:../../libs/java -Djava.library.path=../../../libs/java ioswitch 3 0*

Quelltext ioswitch.java:

```
class ioswitch
{
  public static void main(String[] args){
```

```
    try (
      int pin, onoff;
      pin = Integer.parseInt(args[0]);
      onoff = Integer.parseInt(args[1]);
      //load the shared library
      System.loadLibrary(„octopus");
      octopus_context octo = new octopus_context();
      octopus.octopus_init(octo);
      octopus.octopus_open(octo);
      if(pin > 2 && pin < 41)
      (
        octopus.octopus_io_init(octo,pin);
        octopus.octopus_io_set_pin_direction_out(octo,pin);
        octopus.octopus_io_set_pin(octo,pin,onoff);
      )
    ) catch (Exception e) (
      e.toString();
    )
  )
)
```

**Hinweis zum Unterschied zwischen Pin und Port**

Sollen mehrere Pins gleichzeitig geschaltet werden, muss anstatt der Funktion _pin der Befehl _port ausgeführt werden. Welche Pins gemeinsam eine Port-Gruppe bilden, kann *Abb. 61* entnommen werden. Die Softwarefunktionen für die vollständige Kontrolle der IO-Pins befinden sich in Abschnitt 5.1.

## 6.2 Digitaler Eingang

Äquivalent zu jedem Ausgang gibt es 38 IO-Eingang-Pins bzw. jeder Pin kann mindestens auch als Eingang verwendet werden.

Wird der IO-Pin als Eingang genutzt, sieht die Schaltung wie in *Abb. 65* dargestellt aus. Mit einem externen Pullup-Widerstand (R1) (Signal wird im Standardfall gegen die Versorgungsspannung gezogen) liegt der IO-Pin auf High. Es fließen konstant 0,5 mA mit dem aktuellen Wert von 10K (R1). Wird ein Tastendruck oder ein Low-Pegel ausgelöst, wird der IO-Pin gegen Masse gezogen, was ein logischer Wert von 0 für den IO-Port bedeutet. Die Grenze zwischen den beiden Pegeln „High" und „Low" kann der *Tabelle 8* entnommen werden.

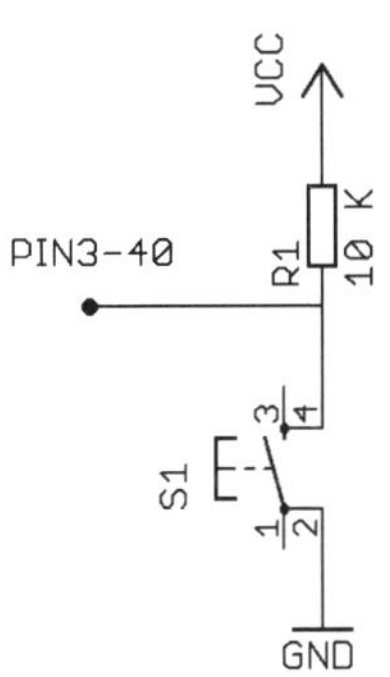


**Abb. 65:** Taster am Eingang

**Tabelle 8:** Pegel High/Low für Octopus

| Bezeichnung | Beschreibung | Min | Max | Octopus mit 5 V | Einheit |
|---|---|---|---|---|---|
| V low | Low-Pegel | -0.5 | 0.3 * Vcc | -0.5 – 1.5 V | V |
| V high | High-Pegel | 0.7 * Vcc | Vcc + 0.5 | 3.5V – 5.5 V | V |

Zu beachten ist: Octopus wird ohne externe Stromanpassung mit 5 V vom USB-Bus versorgt. Die Toleranzen auf dem USB-Bus lassen es zu, dass Spannungen zwischen 4,5 V und 5,5 V gültig sind. Abhängig von diesem Wert verschieben sich die Grenzen entsprechend der Berechnung in *Tabelle 8.*

### Programmieren als Eingangspin

Auf der CD zum Buch befindet sich eine Datei *io-input.c* im Ordner *octopususb/demos/c.* Es wird gezeigt, wie ein einfach der Eingabepin, an dem sich ein Taster befindet, abgefragt werden kann.

Quelltextauszug io-input.c:

```
if (octopus_io_init (&octopus, 17) < 0)
        printf („ERROR: %s\n“, octopus.error_str);
if (octopus_io_set_pin_direction_in (&octopus, 17) < 0)
        printf („ERROR: %s\n“, octopus.error_str);
for (;;)
(
        if (octopus_io_get_pin (&octopus, 17) == 1)
                 printf („pressed\n“);
        else
                 printf („\n“);
)
```

Nachdem der Pin initialisiert und als Eingabe-Pin deklariert worden ist, wird in einer Endlosschleife der Zustand des Tasters abgefragt. Der Taster ist wie in *Abb. 65* beschrieben angeschlossen.

### Taster entprellen

Wird ein Taster an einen digitalen Eingabepin angeschlossen, ist zu beachten, dass er entprellt werden muss. Was bedeutet das? Betätigt man einen Taster und betrachtet das Schaltverhalten mit einem Oszilloskop, sieht man kein schönes Rechteck. Was man sich eigentlich wünschen würde, wenn der Schalter geöffnet ist, ist ein klares Low-Signal am Eingangspin. Wird der Taster gedrückt, wechselt es auf High und anschließend fällt es beim Lösen wieder senkrecht auf Low. Die Realität sieht in etwa wie in *Abb. 66* dargestellt aus.

Um dennoch ein klares Signal zu erhalten, muss der Taster also entprellt werden: Wenn ein Tastendruck erkannt worden ist, wird er nochmals nach einer kurzen Zeitspanne (ca. 10 ms) abgefragt. Auf diese Weise kann man das korrekte Signal abtasten(auf der High-Linie im Rechteckt) und mit Bestimmtheit sagen, dass dies ein Tastendruck gewesen ist.

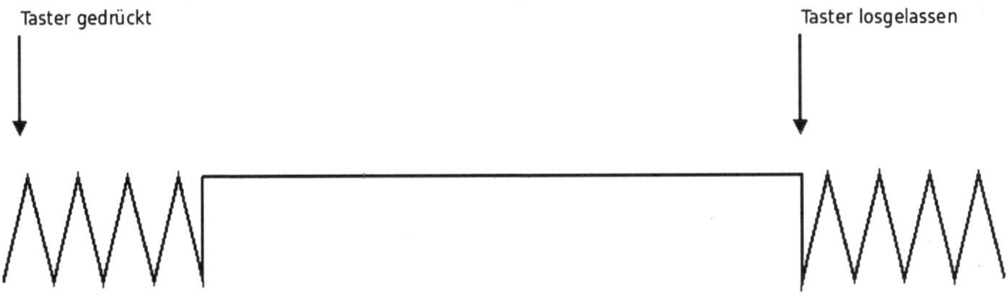


**Abb. 66:** Taster entprellen

Bei der Programmierung von Octopus über USB ist dieses Problem stark entzerrt, da der USB eine Latenzzeit von einer Millisekunde hat, was bedeutet, dass man tendenziell sehr schwer in die Phase vor dem korrekten High-Signal kommen wird. Dennoch kann der Mechanismus sicherheitshalber entprellt eingebaut werden.

Quelltext Taster entprellen:

```
if (octopus_io_get_pin (&octopus, 17) == 1)
{
       my_sleep(10);
       if (octopus_io_get_pin (&octopus, 17) == 1)
               printf („pressed\n“);
}
```

Soll die Funktion *my_sleep* unter Windows und Linux (in der hier vorgestellten C-Entwicklungsumgebung) laufen, muss um die vom Betriebssystem gelieferten Funktionen ein Makro definiert werden, da *sleep* unter Windows Millisekunden und *sleep* unter Linux Sekunden erwartet.

```
#ifndef WIN32
#include <unistd.h>
#endif
static int my_sleep( unsigned long _t ) {
#ifdef WIN32
return sleep( _t );
#else
return usleep( 1000 * _t );
#endif
}
```

Wird intern in der Firmware mit einem Taster gearbeitet, der sich an einem Eingang befindet, muss dieser Taster jedenfalls entprellt werden.

## 6.3 Spannungen mit den AD-Wandlern messen

Analog-zu-Digital-Wandlung wird immer dann benötigt, wenn Spannungen gemessen werden sollen. Spannungswerte können wiederum von verschiedensten Quellen kommen. Klassischerweise kommen sie von einer tatsächlichen Spannungsquelle, einem Netzteil, Akku oder einer Batterie, oder die Spannung ist durch eine weitere Schaltung oder einen Baustein moduliert, um eine andere physikalische Größe darzustellen. Beispielsweise gibt es Widerstände, die ihren Wert durch Temperatur verändern. Eingebunden in einen Spannungsteiler kann man so indirekt über die Werte des Spannungsteilers auf die Temperatur schließen. Auf diese Art und Weise können verschiedenste Signale mit einem AD-Wandler aufgezeichnet werden.

Prinzipiell gibt es nur zwei wichtige Kenngrößen für AD-Wandler:

- Die Auflösung
- Die Abtastrate

Die Auflösung besagt, wie genau gemessen werden kann. Liegt beispielsweise eine Referenzspannung von 5 V vor (wie bei Octopus in der Standardkonfiguration), kann mit einem 10-Bit-Wandler (wie er ebenfalls im Octopus vorhanden ist) als kleinste Spannungsdifferenz gemessen werden:

Kleinste Spannungsdifferenz = Volt / Anzahl der Schritte

Kleinste Spannungsdifferenz = 5 V / 1024

= 0.0048 V

Das entspricht ca. 5 mV, was für die meisten Anwendungen völlig ausreichend ist. Falls die Spannungen zu klein sind, bietet Octopus intern die Möglichkeit, einen Verstärker vorzuschalten, welcher das Signal bis auf das 200-Fache verstärken kann.

Die Referenzspannung kann in drei Stufen frei eingestellt werden. Entweder wird die interne Referenzspannung von 2,56 V verwendet. Diese ist vor allem bei differenziellen Signalen, die bis in den Plus- und Minus-Bereich hineinreichen, interessant. Als zweite Möglichkeit kann Octopus die internen 5 V als Referenzspannung verwenden. Und zusätzlich kann eine eigene externe Referenz angeschlossen werden, die aber nicht größer als 5 V sein darf. Bei einem 10-Bit-Wandler bietet es sich oft an, eine Referenz von 4,096 V anzulegen. Für diesen Wert gibt es bereits fertige Bausteine. Der Wert erspart dem Programmierer und Rechenkern etwas Aufwand, denn um auf den echten Spannungswert zu kommen, muss der Wert vom AD-Wandler einfach zwei Mal nach rechts geschoben werden, und schon ist der Wert direkt ablesbar.

Die Abtastrate ist neben der Auflösung wichtig, wenn schnelle Signale aufgezeichnet werden sollen. Octopus ist im Moment nicht in der Lage, sehr schnelle Messungen zu tätigen: per USB maximal 1 kHz und über die interne API 15 kHz.

Mit AD-Wandlern werden meist folgende Werte, die als Spannung dargestellt werden, gemessen:

- Versorgungsspannungen
- Licht, Druck, Bewegung
- Strom, Widerstandswert, Kapazität, Induktivität
- Magnetfelder, Elektrofelder
- Akustik

**Testaufbau mit Labornetzteil**

Für das grundlegende Verständnis ist es am sinnvollsten, kurz eine Schaltung mit einem regelbaren Labornetzteil aufzubauen (siehe *Abb. 67*).

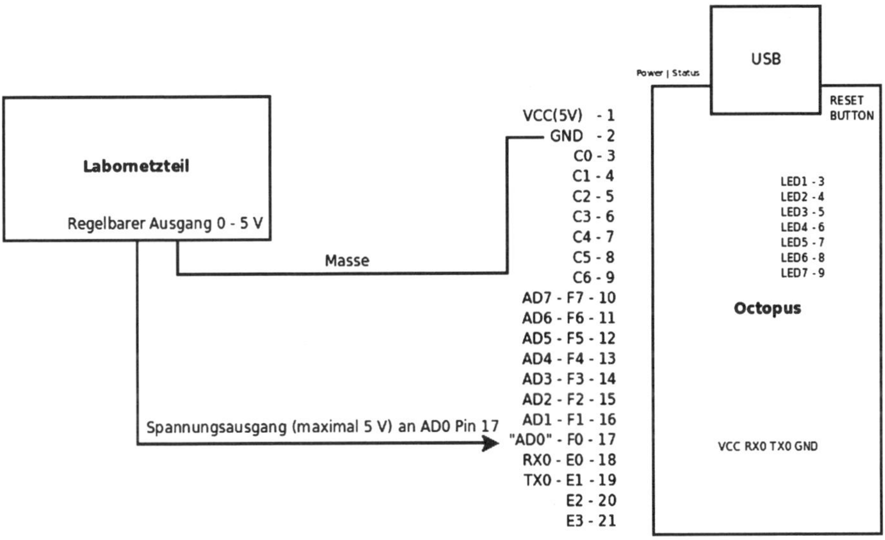


**Abb. 67:** AD-Wandler – Versuch mit Labornetzteil

**ACHTUNG!**
**Die Spannung sollte auf 5 V begrenzt werden, um Schäden an Octopus zu vermeiden.**

Wichtig dabei ist, dass die Masse des Labornetzteils mit der von Octopus verbunden ist. Die AD-Wandlerkanäle sind auf Pin 17 bis 10 (AD0-AD7) verteilt. Angeschlossen wird das Netzteil auf Pin 17. Mit der Software wird der Wert direkt am AD-Wandler ausgegeben:

```
#include <stdio.h>
#include „../../liboctopus/src/octopus.h"
#define PIN 17
int main ()
```

```
(
  struct octopus_context octopus;
  octopus_init (&octopus);
  octopus_open (&octopus);
  octopus_adc_init (&octopus, PIN);
  octopus_adc_ref (&octopus, 2);        //AVCC

  int value;
  while (1)
  (
       value = octopus_adc_get (&octopus, PIN);
      printf („Wert: %i\n“, value);
      sleep (1);
  )
  return 0;
)
```

Das Programm in Python sieht ähnlich aus.

```
from  octopus import *
import time


op=octopus_context()
octopus_init(op)
octopus_open(op)
octopus_adc_init(op, 17)
octopus_adc_ref(op, 2)

while 1:
    value = octopus_adc_get(op, 17)
    callin = „Value %i“ % value
    print callin
    time.sleep(1)
```

Gestartet wird es über die Konsole:

*python adc.py*

In der Endlosschleife wird mit einer Pause von einer Sekunde zyklisch ein neuer Wert ausgegeben.

**Spannungsteiler berechnen**

Der Spannungsbereich des AD-Wandlers kann – wie bereits beschrieben – über die Referenzspannung bis maximal 5 V messen. Sollen größere Spannungen gemessen werden, kann man mit einem Spannungsteiler die Eingangsspannung herunterteilen.

Die allgemeine Formel für einen Spannungsteiler sieht wie folgt aus:

$U_2 = U * (R1/(R2+R1))$

Eine für Octopus passende Formel sieht so aus (siehe *Abb. 68*):

R2 = ((R1*VCC)/VCC-PIN) – R1

Gerechnet wird mit folgenden Werten:

VCC = 20V

R2 = 10K

VCC-PIN (entspricht der Referenzspannung) = 2.56 V

Gesucht:

R1= ?
R1 = ((10K*20V)/2.56V) – 10K

R1 = 68,125 Ohm

Um in der Software wieder auf den echten Spannungswert zu kommen, muss der Wert des AD-Wandlers wieder mit 20V / 2.56V = 7.8125 multipliziert werden.

Für genaue Messungen sollte mit der internen Referenzspannung von 2,56 V gearbeitet werden, denn die USB-Spannung variiert zwischen 4,5 und 5,5 V. Mit 2,56 V ergibt sich bei 1024 Werten eine Genauigkeit von 0,0025 V (2,5 mV).

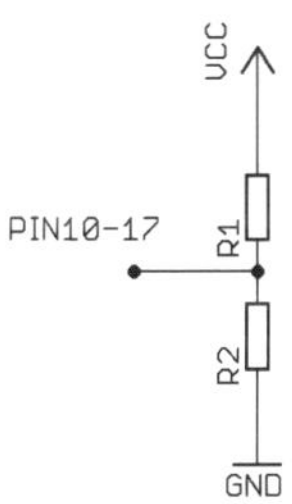


**Abb. 68**: Spannungsteiler für AD-Kanal

Die Beispielwerte für die interne Referenz von 2,56 V mit einer max. Spannung von 2 V (wurden gewählt, um bessere Verhältnisse für den Teiler zu erreichen):

**Tabelle 9**: Spannungsteiler für 2,56 V

| U max | R1 | R2 | Genauigkeit | Berechnung Spannung |
|---|---|---|---|---|
| 5 V | 4 K | 6 K | 6.25 mV | AD-Wandler-Wert * 0.00625 |
| 10 V | 2 K | 8 K | 12 mV | AD-Wandler-Wert * 0.012 |
| 12 V | 17 K | 83 K | 15 mV | AD-Wandler-Wert * 0.015 |
| 15 V | 13 K | 87 K | 18,75 mV | AD-Wandler-Wert * 0.01875 |
| 20 V | 1K | 9 K | 25 mV | AD-Wandler-Wert * 0.025 |
| 24 V | 8 K | 92 K | 30 mV | AD-Wandler-Wert * 0.030 |

Der Wert „Genauigkeit“ aus *Tabelle 9* kann direkt mit der vom AD-Wandler gelieferten Zahl multipliziert werden, um den Spannungswert zu erhalten. Bei z. B. einer Zahl 743 vom AD-Wandler bei Umax 12 V ergibt sich eine Spannung von 11,145 V. Die maximale Zahl bei 12 V vom AD-Wandler wird bei 800 liegen, denn der Spannungsteiler wurde auf 2 V – im Gegensatz zum maximalen Bereich von 2,56 V des Wandlers – berechnet. Dadurch entsteht ein ungenutzter Bereich im AD-Wandler, welcher wohl für die meisten Aufgaben das Messergebnis nicht signifikant verändern wird (alleine durch Widerstandstoleranzen ist der ganze Messprozess genau genommen mehr eine Schätzung als eine Messung).

Die Werte für die Widerstände für den Spannungsteiler müssen zum Teil aus einfachen Parallel- und Seriellschaltungen erzeugt werden. Mit 1 K- und 10 K-Widerständen lässt sich nahezu jeder Wert erzeugen.

Berechnung des Gesamtwiderstands in der Reihenschaltung:

R ges = R1 + R2 + Rn

Berechnung des Gesamtwiderstands in der Parallelschaltung:

R ges = (R1 * R2 * Rn) / (R1 + R2 + Rn)

## 6.4 Y(t)-Schreiber für Spannungen

Mit dem AD-Wandler aufgenommene Werte sind 1:1-Werte (bzw. Zahlen im Wertebereich) vom Wandler bzw. umgerechnet Spannungswerte. Wie die Daten weiterverwendet oder interpretiert werden, liegt am Anwender. Oft wird eine Möglichkeit benötigt, die gemessenen Signale (siehe *Abb. 69*) abhängig von der Zeit grafisch darzustellen und zu speichern:

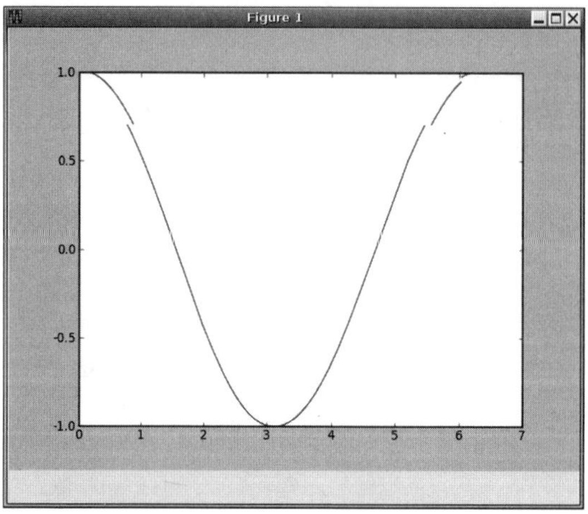


**Abb. 69:** matplotlib-Plotter

Typischerweise bieten professionelle Geräte zum Messen von Spannungen hierfür Programme an. Unsere Schaltung soll ein solches Programm nicht missen. Mit dem Hintergedanken, dass diese Komponente ebenso gut in eine eigene Anwendung passen könnte, wird ein kleines, überschaubares, in Python geschriebenes Programm angeboten. Zentrale Komponente ist ein visueller bzw. grafischer Plotter. Alle wichtigen Komponenten im Plotter können individuell angepasst werden.

Das Projekt „matplotlib" http://matplotlib.sourceforge.net/ bietet die passenden grafischen Komponenten an. Die Pythonbibliothek muss zusätzlich installiert werden.

Unter Ubuntu-Linux geht man wie folgt vor:

*sudo apt-get install python-matplotlib* (Enter und anschließende Eingabe des Passworts)

*sudo apt-get install python-numpy* (Enter)

Für Windows gibt es ein plattformunabhängiges Archiv (auf CD im Ordner matplotlib). Die Installation aus dem Archiv ist jedoch auch nicht die einfachste Möglichkeit. Schneller kommt man voran, wenn man ein komplettes für Windows optimiertes Pythonpaket installiert: http://www.enthought.com/python.

Enthought Python Distribution (EPD) ist eine Zusammenstellung aller wichtigen Python-Pakete und Erweiterungen. Das Paket kann aus dem Internet heruntergeladen werden:

http://www.enthought.com/products/getepd.php

Für den privaten Gebrauch ist die Version „Educational Use". EPD ist Verfügbar für Windows, Mac und diverse Linux-Distributionen.

**Zeichnen einer einfachen animierten Sinusfunktion**

Als Basis für weitere Programmierungen dient ein kleines Demo, welches eine Sinuskurve zyklisch zeichnet.

Der komplette Quelltext des Beispiels:

```
from pylab import *
import time

ion()

tstart = time.time()                # for profiling
x = arange(0,2*pi,0.01)             # x-array
line, = plot(x,sin(x))
for i in arange(1,200):
    line.set_ydata(sin(x+i/10.0))   # update the data
    draw()                          # redraw the canvas
print 'FPS:' , 200/(time.time()-tstart)
```

Testaufruf: *python plot.py*

Zu Beginn werden die benötigten Bibliotheken mit *from* und *import* eingebunden. Das Paket *time* wird nur für die Betrachtung der Zeit benötigt, ist für die reine Erzeugung der dynamischen Kurve jedoch nicht notwendig.

Der Aufruf von *ion()* aktiviert den sogenannten *Interaktiven Modus*, welcher eine Freigabe der Mausoperationen auf die Kurve ermöglicht, um die Daten zu zoomen, selektieren usw. Mit *tstart* wird die Stoppuhr gestartet (aktueller Zeitpunkt in Variable *tstart* abgespeichert) um anschließend messen zu können, wie lange der Plot gedauert hat.

Jede Kurve wird intern in matplotlib mit zwei Arrays dargestellt. Der x-Wert und y-Wert wird jeweils in einem eigenen Array gehalten. Wichtig ist, dass die beiden Arrays gleich lang sind, und somit jeder Wert einen eindeutigen Partner (befindet sich an der gleichen Index-Stelle) hat. Mit dem Aufruf

```
x = arange(0,2*pi,0.1)
```

werden die Startwerte für x definiert. Die Funktion *arange* erzeugt dieses Array automatisiert, beginnend mit dem ersten x-Wert bei 0, endend mit dem Wert 2*pi und einer Schrittweite von 0.01. Durch diese Angaben ergeben sich 629 x-Werte. Weiter geht es mit der Übergabe der erzeugten x- und y-Werte an die Bibliothek *matplotlib*:

```
line, = plot(x,sin(x))
```

*Plot* erwartet als ersten Parameter ein Array mit den x-Werten. Diese bestimmen nur die untere Achse und somit die Anzahl bzw. Auflösung der Punkte. Als zweiter Parameter werden die y-Werte angegeben. Sie können mit *sin(x)* angegeben werden. Es ist zu beachten, dass x ein Array ist. Die Funktion *sin()* gibt demnach nicht nur einen Wert als Rückgabewert zurück, sondern das vollständig umgerechnete Array mit den x-Werten als Eingabeparameter.

```
for i in arange(1,200):
    line.set_ydata(sin(x+i/10.0))  # update the data
    draw()                         # redraw the canvas
```

Schließlich muss die Kurve noch dynamisch gezeichnet werden. Mit *arange(1,200)* wird angegeben, dass die Kurve 200mal neu gezeichnet wird. Die Änderung für jeden Durchlauf im y-Werte-Array kann durch sin(x+i/10.0) erzeugt werden. Dies ist rechnerisch ein Schieben der Sinuskurve nach links (da der x-Wert um i jeweils erhöht wird). Mit der Division durch 10 wird wieder sichergestellt, dass die Schrittweite von 0.01 weiter eingehalten wird.

**Plotten eines AD-Wandler Kanals**

Interessant wird es, wenn beispielsweise ein Status-Monitor gebaut wird, welcher eine Spannung über mehrere Stunden hinweg beobachten soll oder ein Signal aufzeichnet, das mit einer etwas höheren Frequenz ankommt.

Typische Zeitintervalle von ein paar Millisekunden bis hin zu Stunden, Tagen, Jahren etc. sind für solche Aufgaben notwendig. Um eine konstante Zeit zu erreichen, wird daher ein Timer im Programm benötigt, der als Synchronisation für das Abholen und Neuzeichnen eines frischen Werts dient.

Der folgende Quelltext ist ein Rahmen für die Messungen: (octopususb/demos/python/yplotter/octopus_plot.py):

```
import gobject
import numpy as np
import matplotlib
matplotlib.use('GTKAgg')

import matplotlib.pyplot as plt

from octopus import *

PIN                     = 17
INTERVALL_IN_MS         = 100
INTERVALLE_X_ACHSE      = 500
MAXIMUM_Y               = 6
BESCHRIFTUNG            = „Spannung V Pin „ + str(PIN)

def umrechnung(adwert):
    'umrechung fuer adwert in physikalische Groesse'

    return (5.0/1024)*adwert # 5V Referenzspannung durch AD-Aufloesung mal
AD-Wert

# ab hier kommt das Programm

samples = []
samples_index = 0

for i in range(INTERVALLE_X_ACHSE):
  samples.append(0)

fig = plt.figure()
ax = fig.add_subplot(111)
line, = ax.plot(samples)
ax.set_ylim(0, MAXIMUM_Y)
ax.legend( (BESCHRIFTUNG,) )


op=octopus_context()
octopus_init(op)
octopus_open(op)
octopus_adc_init(op, PIN)
octopus_adc_ref(op, 2)

def ad_new_value(pin):
    global op
```

```
    value = octopus_adc_get(op, PIN)
    print value
    return value

def update():
    global samples_index
    line.set_ydata(samples)
    fig.canvas.draw_idle()
    samples[samples_index] = umrechnung(ad_new_value(PIN))

    samples_index += 1

    if samples_index > INTERVALLE_X_ACHSE-1:
      samples_index = 0

    return True  # return False to terminate the updates

gobject.timeout_add(INTERVALL_IN_MS, update)
plt.show()
```

Das Beispiel kann mit weiteren Kurven und Fenstern erweitert werden. Oft muss zusätzlich aus ein paar Werten noch ein weiterer Wert rechnerisch ermittelt werden. Diese Rechnungen geschehen im gleichen Stil wie bei der Funktion *umrechnen()*.

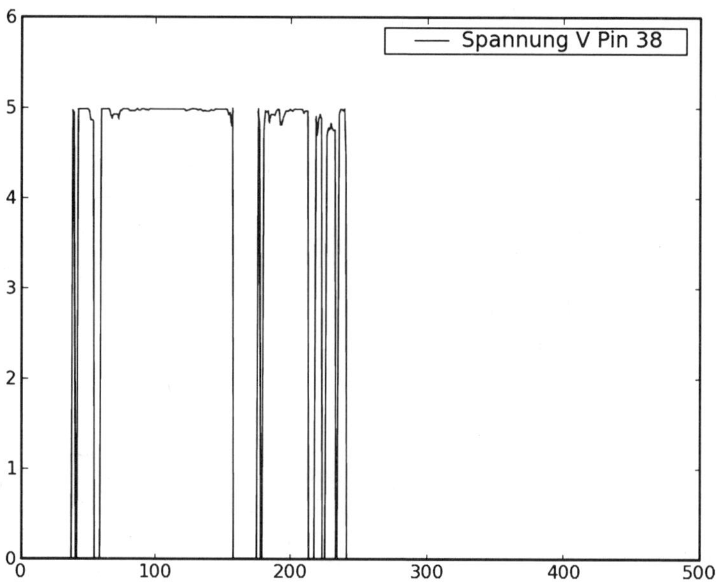


**Abb. 70:** Mit octopus_plot.py erstellter Screenshot

Basierend auf diesem Beispiel können verschiedene Signale visualisiert werden.

## 6.5 Temperatur erfassen

Temperaturen können einfach mit Heißleiter-NTC-Widerständen (negative Temperatur Coefficient) gemessen werden. Heißleiter sind temperaturabhängige Widerstände. Die Widerstandswerte für Heißleiter werden Kurven (Kennlinien) aus den Datenblättern entnommen (z. B. *Abb. 71*). NTC-Widerstände leiten bei höherer Temperatur, was einen niedrigen Widerstandswert bedeutet. Bei geringerer Temperatur erhöht sich hingegen der Widerstand und damit schränkt sich auch die Leitfähigkeit ein.

In der *Tabelle 10* sind die Werte Temperatur, Strom und Spannung im Vergleich dargestellt:

**Tabelle 10:** Temperatur, Strom und Widerstand bei Heißleitern

| Temperatur | Strom | Widerstand |
|---|---|---|
| hoch | hoch | niedrig |
| niedrig | niedrig | hoch |

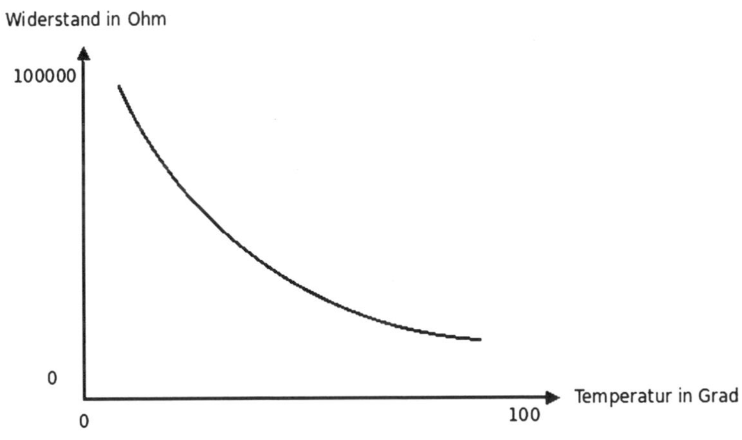


**Abb. 71:** Kennlinie beliebiger Heißleiter

Um den Widerstandswert des NTC mit Octopus erfassen zu können, wird der Heißleiter als Widerstand in einen Spannungsteiler eingebaut. Die Kenndaten für einen 10–K-Heißleiter sind folgende:

- Nennleistung: 500 mW
- Toleranz: 5 %
- Betriebstemperatur: –40 bis +125

Bekannte NTC-Widerstände:

- B57164
- NTC640
- NTC644

Der Wert des Heißleiters entspricht in der Regel einem Wert bei 20 oder 25 Grad Celsius. Eingebettet in einen Spannungsteiler mit einem 10 K Festwiderstand, kann die Temperatur erfasst werden. Mit dem Widerstandswert eines Heißleiters kann mithilfe weniger Formeln die Temperatur vollständig über den kompletten Bereich berechnet werden. Ein Berechnungsbeispiel kann dem Datenblatt *ntc.pdf* im Ordner *datenblaetter* der CD zum Buch entnommen werden.

**Schaltung für Octopus**

In *Abb. 72* ist die Schaltung des Spannungsteilers für Octopus abgedruckt. Für den Widerstand R1 wird für einen 10-K-Heißleiter 15 K gewählt, um bei einer Referenzspannung von 2,56 V gute Ergebnisse erzielen zu können.

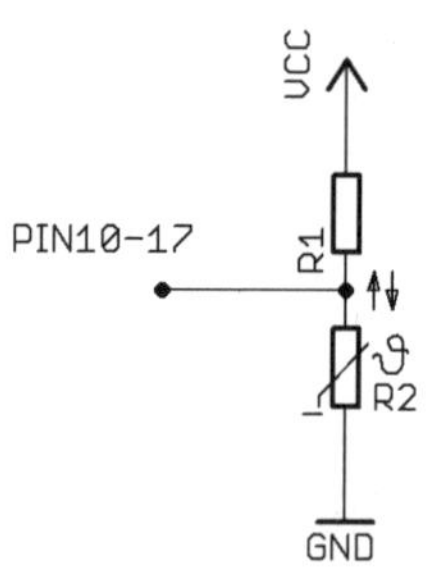


**Abb. 72:** NTC-Widerstand an Octopus AD-Kanal

Die Umrechnung des AD-Wandler-Werts kann im einfachsten Fall über eine zuvor ermittelte Tabelle, die anhand einer Messreihe mit einem externen Thermometer erstellt worden ist, vorgenommen werden.

**Beispielprogramm in C**

```
#include <stdio.h>
#include „../../liboctopus/src/octopus.h"
#define PIN 17
int main ()
(
  struct octopus_context octopus;
  octopus_init (&octopus);
  octopus_open (&octopus);
  octopus_adc_init (&octopus, PIN);
  octopus_adc_ref (&octopus, 2);         //AVCC
```

```
  int value;
  while (1)
  (
      value = octopus_adc_get (&octopus, PIN);
     printf („Wert: %i\n“, value);
     sleep (1);
  )
  return 0;
)
```

## 6.6 Lichtintensität messen

Lichtintensität kann mit Fototransistoren gemessen werden. Ein Fototransistor funktioniert ähnlich wie ein normaler Transistor. Der wesentliche Unterschied ist das „Gate“ bzw. die Basis. Im Fototransistor ist das Gate über einen lichtempfindlichen Sensor angesteuert, der abhängig von der eingestrahlten Menge Licht eine Spannung am Tranistor-Gate anlegt. Bei einem „normalen“ Transistor hingegen wird eine von außen angeführte Spannung direkt an das Gate geleitet.

**NPN-Fototransistor BP103**

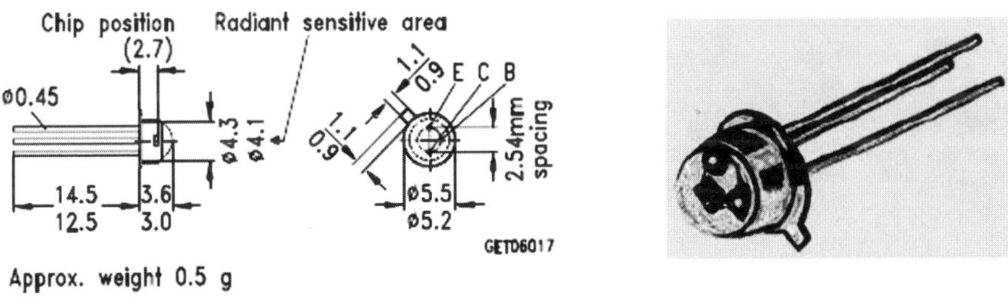


**Abb. 73:** BP103 (aus Datenblatt BP103, auf CD)

Wesentliche Merkmale des Bausteins BP103:

- Speziell geeignet für Anwendungen im Bereich 420 nm bis 1130 nm
- Hohe Linearität
- Gute Verfügbarkeit

Im Anhang auf der CD zum Buch befindet sich im Ordner *datenblaetter* für den Baustein ein Datenblatt.

Mögliche Fototransistoren:

- BP103 (siehe *Abb. 73*)
- BPX 81

### Die Schaltung

Im unteren Teil der Schaltung befindet sich der Widerstand R1. Gemeinsam mit der Kollektor-Emitter-Strecke des Transistors T1 wird ein Spannungsteiler gebildet. VCC kann die Versorgungsspannung von Octopus sein. Über einen AD-Wanderkanal von Octopus kann die Helligkeit abhängig von der anliegenden Spannung zwischen den beiden Bausteinen T1 und R1 gemessen werden.

Für die eigene Schaltung ist es am einfachsten, wenn die gewünschten Helligkeiten mit einer Messreihe ermittelt und anschließend in Software für Steuerungen hinterlegt werden. Das Messprogramm für die Erfassung der Helligkeit entspricht einer Standard-AD-Messung.

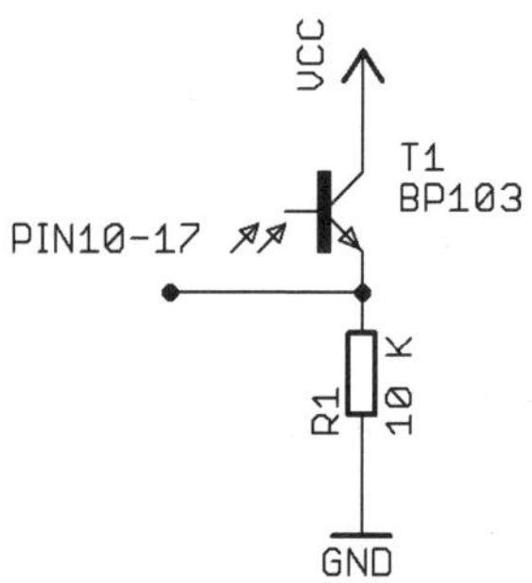


**Abb. 74:** Fototransistor BP103

### Beispiel C Programm

```
#include <stdio.h>
#include „../../liboctopus/src/octopus.h“
#define PIN 17
int main ()
(
  struct octopus_context octopus;
  octopus_init (&octopus);
  octopus_open (&octopus);
  octopus_adc_init (&octopus, PIN);
  octopus_adc_ref (&octopus, 2);         //AVCC

  int value;
  while (1)
  (
       value = octopus_adc_get (&octopus, PIN);
      printf („Lichtwert: %i\n“, value);
      sleep (1);
  )
  return 0;
)
```

**Optokoppler**

Ein Optokoppler ist ein Baustein, mit dem eine galvanisch (unabhängige Stromkreise) getrennte Ansteuerung realisiert werden kann. Vor allem wenn Stromkreise mit hohen Strömen und teuren digitalen Schaltungen verbunden werden, ist dies eine Möglichkeit , Überspannungen und Kurzschlüsse von der Ansteuerung fernzuhalten. Die Ansteuerung erfolgt über optische Strecken und ist somit nicht mit einem Stromkreis verbunden.

Mit einem Fototransistor und einer LED kann bereits ein einfacher Optokoppler mit den hier vorgestellten Schaltungen aufgebaut werden. Auf der Senderseite wird eine LED an einem IO-Port per Ausgang angesteuert. Auf der Empfängerseite wird die LED mit einem Fototransistor ausgewertet.

Optokoppler gibt es als fertig integrierte Bausteine.

## 6.7 CAN-Schnittstelle

Octopus kann ein Teilnehmer auf dem CAN-Bus sein. Im folgenden Versuch wird eine Kommunikation mit dem Produkt „Tiny CAN I" (*Abb. 75*) von Klaus Demlehner aufgebaut.

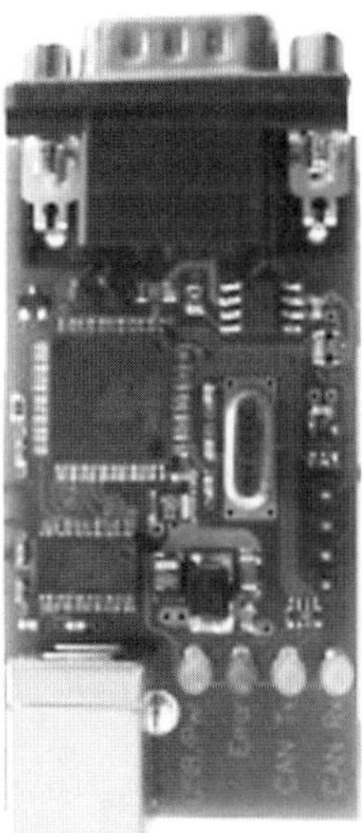

**Abb. 75:** Tiny CAN 1

Passend zu dem USB-CAN-Adapter gibt es eine quelltextoffene grafische Anwendung, mit der man den Datenverkehr einfach steuern und lesen kann (*Abb. 76*). Die Anwendung dient sozusagen als Monitor für die Kommunikation auf dem CAN-Bus.

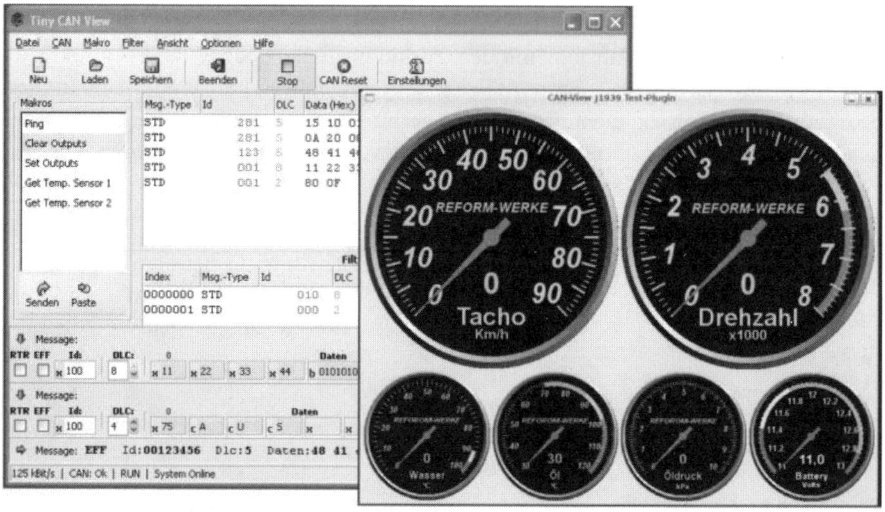


Abb. 76: Tiny CAN View-Anwendung

**Schaltung für CAN-Anbindung**

Die Anbindung von Octopus an den CAN-Bus erfolgt mit einem zusätzlichen Treiberbaustein (zum Erzeugen der Pegel, siehe *Abb. 77*). Als Treiberbaustein kommt hier ein 82C250 von NXP zum Einsatz (in neuen Designs sollte wegen seiner geringeren EME-Emissionen der Nachfolger TJA1050 verwendet werden.).

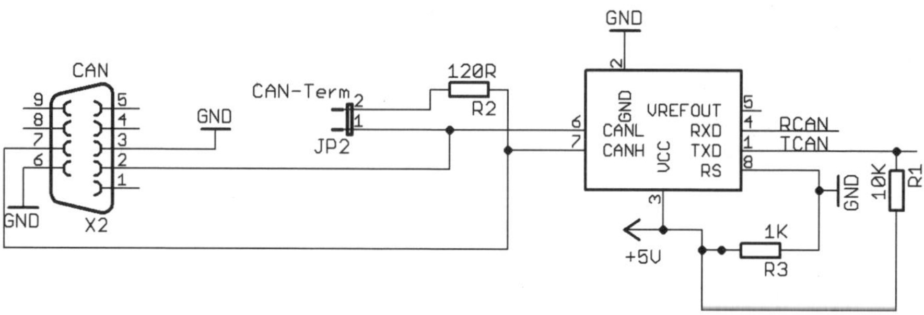


Abb. 77: CAN-Treiber für Octopus

Kennzahlen des Bausteins 82C250:

- CAN High-Speed-Treiber, voll kompatibel zum ISO-11898-Standard
- Übertragungsrate max.: 1 Mbaud
- Kurzschlussfeste Ausgänge
- Kann bis zu 110 CAN-Knoten treiben
- Speziell geeignet für 12-V-Automobil-Bordnetz.

**Aufbau des Versuchs**

Zur Demonstration der CAN-Kommunikation wird Octopus mit der CAN-Treiberschaltung über ein Kabel an Tiny CAN angebunden. Auf der Tiny-CAN-Seite und auf unserem Board müssen die Terminierungs-Jumper gesteckt sein, denn jeder High-Speed CAN-Bus muss an den beiden Bus-Enden mit 120 Ohm terminiert sein. Im Falle von nur zwei Teilnehmern muss bei beiden eine Terminierung erfolgen. Sind die USB-Kabel und die CAN-Schnittstellen verbunden, kann die Software installiert werden. (Wird der Versuch unter Windows durchgeführt, sollte man erst die TinyCAN-Treiber installieren, unter GNU/Linux kann man direkt alles anstecken.)

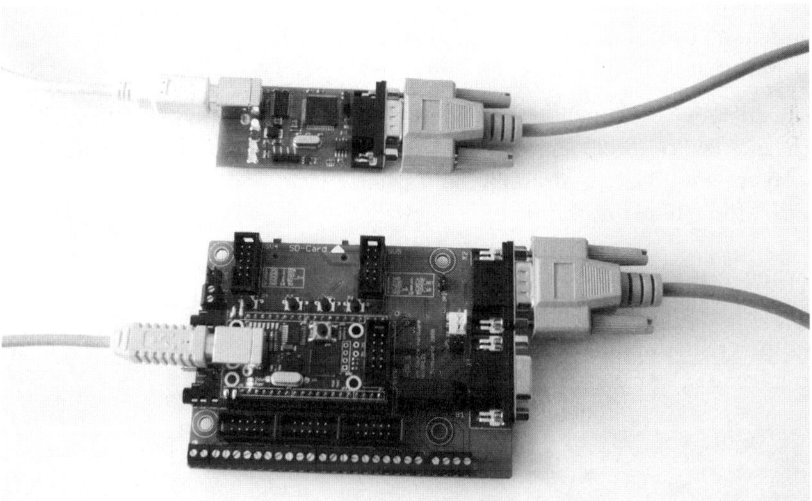

**Abb. 78:** Octopus, verbunden mit Tiny CAN

Checkliste

- Sind die Leitungen 2 (CAN-L), 7 (CAN-H) und 3(GND) der Sub-D-Buchse mit den gleichen Leitungen der anderen Buchse verbunden?
- Sind die beiden Terminierungs-Jumper gesteckt?

**Installation der Software unter Linux**

Auf der CD zum Buch befinden sich im Ordner *tinycan* zwei Archive: zum einen die Datei *tiny_can_141.zip*, die die Software für Windows beinhaltet und zum anderen die Datei *tiny_can_141.tar.gz* mit den Quelltexten für die Linux-Version. Im Unterordner *tiny_can* finden Sie das Dokument *doku.pdf*, in dem die Installation der Software für Linux und Windows beschrieben wird.

Beim Entpacken der Windows-Version findet man im Unterordner *tiny_can/can_view/windows* eine ausführbare Datei *can_view.exe*.

In der Linux-Version entpackt man das Archiv

*tar xvzf tiny_can_141.tar.gz*

und wechselt in das Verzeichnis *can_view/libcanview/linux*:

*cd tiny_can/can_view/linux*

und startet dort die Anwendung

*./can_view.sh*

Mit dem Hinweis, dass die Konfigurationsdatei fehlt, startet die Anwendung. Jetzt muss unter *Options – Setup* im Reiter *Driver* der passende Pfad für die Bibliothek des Geräts ausgewählt werden. Als Ordner muss *tiny_can/can_api* ausgewählt werden. Beim Auswählen des Ordners findet die Software die Bibliothek *libmhstcan.so.*

Anschließend muss noch im Reiter *Hardware* unter dem Punkt „Port Setup“ die Schnittstelle „/dev/ttyUSB0“ angegeben werden. Nachdem alles eingestellt ist, kann man im Hauptfenster „Start“ drücken. Eine grüne Leuchtdiode am angeschlossenen Tiny–CAN-Modul blinkt nun schnell.

**Ansteuerung Octopus zum Übertragen von Daten**

Nachdem die Verbindung mit dem Programm *can_view* und der Schaltung Tiny CAN besteht, kann Octopus präpariert werden, um Daten auf den CAN-Bus legen zu können. Das folgende C-Programm sendet „octopus“ einmal ab:

```
#include <stdio.h>
#include <stdlib.h>
#include „../../liboctopus/src/octopus.h“

struct octopus_context octopus;

void error(void) (
  printf(„%s\n“, octopus.error_str);
  exit(1);
)

int main()
(
  char s[20];
  int i;

  if(octopus_init (&octopus) <= 0)
    error();

  if(octopus_open(&octopus) <= 0)
    error();

  printf(„init...\n“);
```

```
  i = octopus_can_init(&octopus, 3, 1);
  if(i <= 0)
  (
    printf(„init: %d\n“, i);
    exit(0);
  )

  s[0] = 'o';
  s[1] = 'c';
  s[2] = 't';
  s[3] = 'o';
  s[4] = 'p';
  s[5] = 'u';
  s[6] = 's';

  printf(„enable_mob...\n“);
  i = octopus_can_enable_mob(&octopus, 0, 1, 3, 0xffffffff);
  if(i <= 0)
  (
    printf(„enable_mob: %d\n“, i);
    exit(0);
  )

  octopus_can_send_data(&octopus, 0, 7, s);

  octopus_close(&octopus);
  return 0;
)
```

**Empfang der Daten von Tiny CAN 1 aus**

Die abgesendeten Daten sind in der Anwendung can_view wie in *Abb. 79* dargestellt empfangen worden.

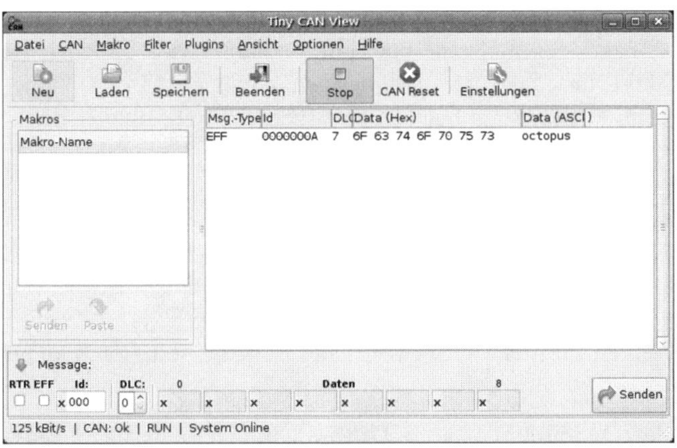


**Abb. 79:** CAN View

## 6.8 Bewegungsmelder

Bewegungsmelder haben verschiedene Aufgaben. Geht es in einem Fall um die Bequemlichkeit, ein Licht oder einen Prozess automatisiert zu starten, kann ein Bewegungsmelder in einem anderen Fall in der Sicherheitstechnik für die Überwachung von Räumen genutzt werden. Das Prinzip eines Bewegungsmelders basiert auf der Pyrosensorik. Basis ist ein Kristall, der bei den kleinsten Wärmeveränderungen die interne Spannung ändert. Die Spannung kann über eine Verstärkerschaltung abgegriffen und ausgewertet werden.

Warum kann mit einer Wärmeänderung eine Bewegung festgestellt werden? Ein Mensch ist eine biologische Wärmequelle, die im Durchschnitt 1 W je Kilogramm Körpergewicht abgibt. Der Infrarotanteil dieser Strahlung kann perfekt für einen Bewegungsmelder genutzt werden.

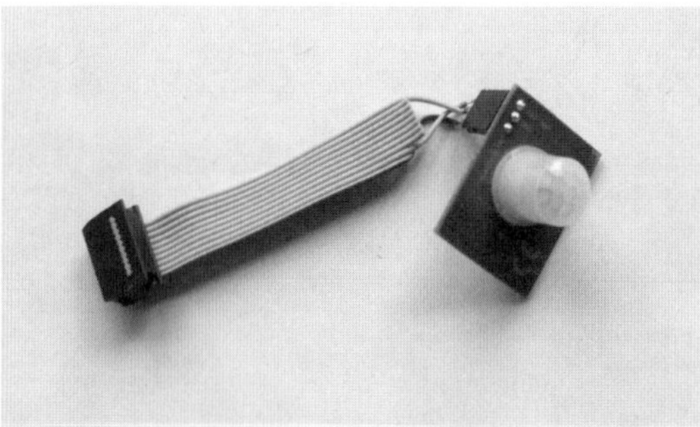

**Abb. 80:** Bewegungsmelder

Das genaue Funktionsprinzip kann dem Datenblatt des PIR 13, das auf der Homepage von ELV http://www.elv.de als Download verfügbar ist, entnommen werden. Interessant an dieser Stelle ist noch, wie eine Bewegung erkannt wird. Eine leichte Erwärmung der Umgebung würde ja sonst mit dem oben beschriebenen Prinzip jedes Mal ein Signal wie bei einer erkannten Bewegung ausgeben. Die Lösung ist denkbar einfach: Es werden zwei Pyrosensoren auf der Schaltung eingesetzt und stets die Differenz der beiden gelieferten Werte der Sensoren verglichen. Eine Bewegung wird immer etwas früher von einem der beiden Sensoren erkannt. Dadurch entsteht ein ganz charakteristisches Profil der Kurven. Nur wenn sich eine Person dem Sensor zu 100 % gerade nähert, könnte er diesen überlisten, was aber bereits dadurch ausgeschlossen ist, dass man sich nicht konstant bewegen kann und ein Teil des Körpers (Hand, Fuß etc.) immer einen Moment weiter vorne oder hinten ist als ein anderer Teil.

Basierend auf einem fertigen Modul PIR 13 von ELV wurde mit Octopus die Ansteuerung aus *Abb. 81* installiert.

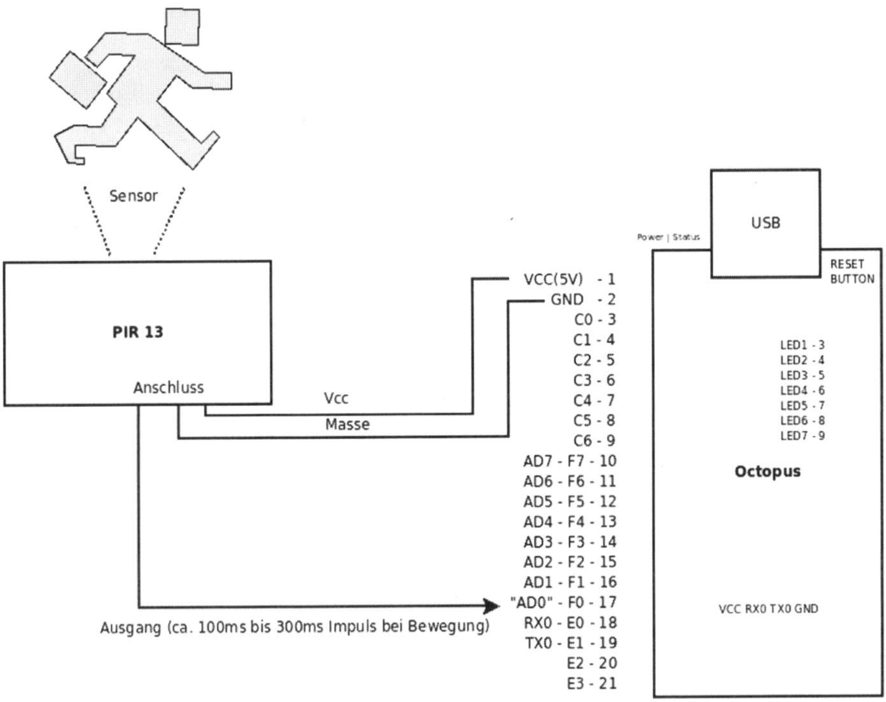


**Abb. 81:** Bewegungsmelder an Octopus

### ELV-Bewegungssensor

Das Bewegungsmelder-Modul PIR 13 von ELV bietet auf einer kleinen Platine eine fertig aufgebaute und getestete Schaltung für die Ansteuerung eines Pyrosensors:

- Betriebsspannung: 5 V – 24 V
- Ruhe-Stromaufnahme: 0,04 mA
- Linsendurchmesser: 13 mm
- Reichweite: bis 4 m
- Erfassungswinkel: 90°
- Schaltausgang: Open-Collector, 30 V, 100 mA

### Anschluss an Octopus

Die Open-Kollektor-Schaltung des PIR 13 muss zusätzlich mit einem Pullup-Widerstand gegen die Versorgungsspannung von Octopus gezogen werden. Dies kann entweder intern in Octopus (nach Aktivieren als Eingang kann mit der *io_set* Funktion ein interner Pullup-Widerstand hinzugeschaltet werden) oder durch einen externen 10 K Widerstand, welcher zwischen Ausgang und VCC eingelötet wird, geschehen.

**Software für die Erkennung einer Bewegung**

```
while(1)(
        _delay_ms(100);
        if ( ( PINB & 0x20 ) == 0 ) (
        _delay_ms(10);
          if ( ( PINB & 0x20 ) == 0 ) (
            print_bewegung();
            _delay_ms(100);
          )
        )
)
```

Eine Bewegung am PIR13 wird durch einen 100 ms bis 300 ms langen Puls signalisiert. Mit dem Pullup-Widerstand kann das Signal direkt über einen digitalen Eingang ausgewertet werden. Beim Abtasten des Signals ist es wichtig daran zu denken, dass das Signal, wie bei einem Taster, entprellt werden muss (siehe Abschnitt 6.2).

Wird ein Impuls am Ausgang des PIR13 festgestellt, so muss dieser innerhalb von 50 ms nochmals überprüft werden. Ist der Pegel immer noch „High", kann davon ausgegangen werden, dass eine echte Bewegung und keine Störung erkannt wurde. Laut Datenblatt wird ein Impuls mindestens 100 ms lang sein. Das bedeutet, dass die zweimalige Abtastung in 100 ms stattfinden muss. Mit einer Differenz von 50 ms liegt man sicher in den 100 ms des gesamten Impulses.

## 6.9 Relaiskarte

Im Ordner *octopususb/boards/relais* befindet sich ein Eagle-Schaltplan für eine einfache Octopus-Relais-Karte. Es werden acht Relais zum Steuern von Verbrauchern angeboten.

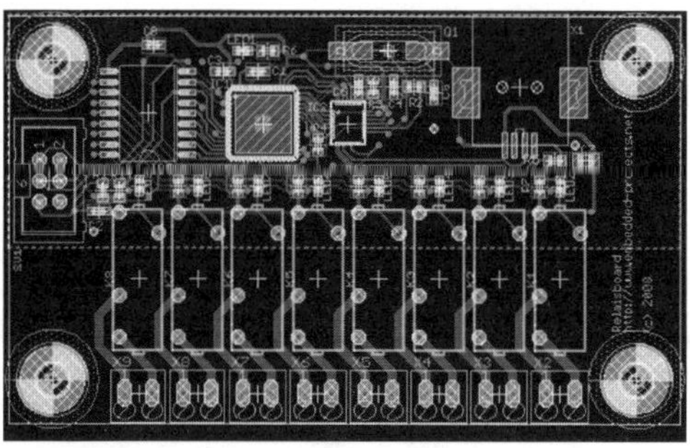

**Abb. 82:** Relaiskarte Octopus

Das Projekt ist im Rahmen einer Studie entstanden und kann frei verwendet werden.

## 6.10 Lüfterregelung

Ein 12-V-Lüfter soll abhängig von der Temperatur die Drehzahl (mit PWM, Puls-Weiten-Modulation) ändern. Die Stückliste sieht wie folgt aus:

- Octopus
- Heißleiter NTC
- Kerze + Feuerzeug
- 12 V Lüfter
- 12 V Stromquelle
- FET z. B. BS107 oder BS103

**Versuchsaufbau**

Vom Computer ausgehend sieht der Aufbau entsprechend *Abb. 83* aus. Octopus ist per USB an den Computer angeschlossen. An Octopus sind über zwei kleine Schaltungen (siehe *Abb. 86*) die Temperaturerfassung und die Lüfteransteuerung angeschlossen. Die Regelung wird mithilfe eines einfachen C-Programms auf dem Computer durchgeführt. Wie eine Temperaturmessung stattfindet, wurde bereits in Abschnitt 6.5 beschrieben. Interessant an dieser Stelle ist die Ansteuerung des Lüfters.

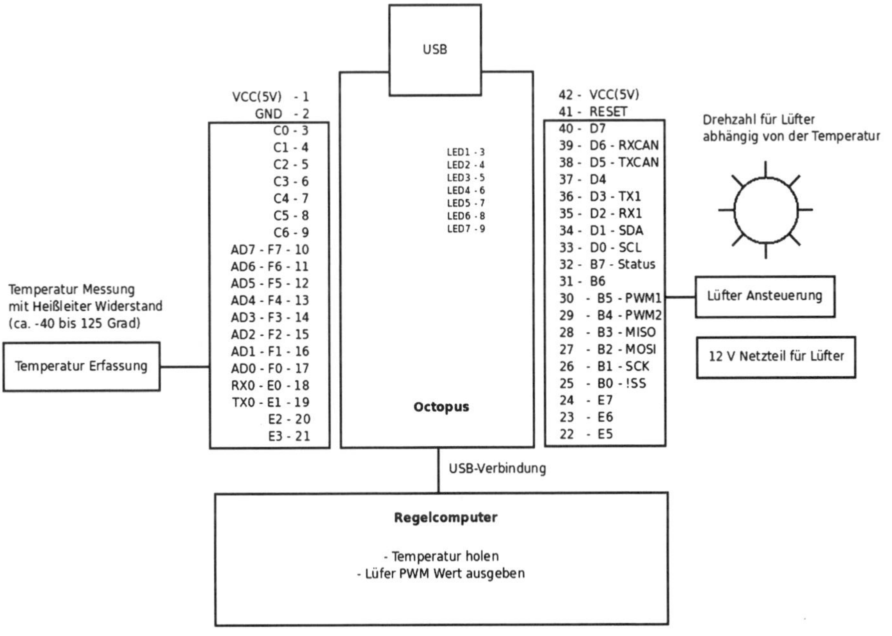


**Abb. 83:** Regelkreislauf Lüfter

**Lüfterregelung mit PWM**

Puls-Weiten-Modulation ist das Schlagwort, wenn aus einer digitalen Schaltung ein analoges Signal erzeugt werden soll. Das Prinzip von PWM (Puls-Weiten-Modulation) ist einfach erklärt. Es wird ein Rechtecksignal (siehe *Abb. 84*) von einem Generator erzeugt, bei dem das Verhältnis der Low- und High-Phase verändert werden kann. Typischerweise hat ein Rechtecksignal 50 % der Zeit ein „High“ und 50 % der Zeit ein „Low“ anliegen. In der Summe ergibt dies 100 %. Wie hoch dabei die Grundfrequenz ist, ist zum aktuellen Zeitpunkt nicht wichtig.

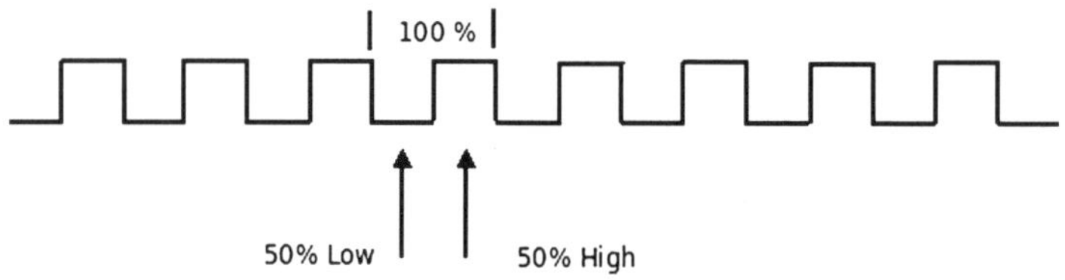


**Abb. 84:** Rechtecksignal

Für einen angeschlossenen Lüfter bedeutet dies, dass er unendlich oft kurz angeschaltet und wieder ausgeschaltet wird (siehe *Abb. 85*). Der Lüfter dreht sich also nie mit der maximalen Geschwindigkeit.

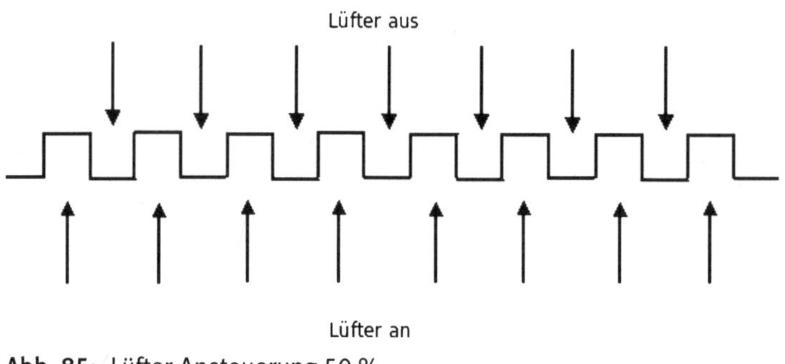


**Abb. 85:** Lüfter-Ansteuerung 50 %

Verlängert man die „High“- und verkürzt die „Low“-Phase, so dreht sich der Lüfter schneller, denn es ist länger Strom als kein Strom am Lüfter. Fährt man jetzt schrittweise das Verhältnis der „Low“- zur „High“-Phase hinauf oder herunter, kann der Lüfter nahezu stufenlos in der Geschwindigkeit geregelt werden. Das ganze Verfahren hängt natürlich noch von der Grundfrequenz ab. Typisch wären Grundfrequenzen von 1 kHz bis zu 30 kHz. Einige Lüfter geben abhängig von der Grundfrequenz ein Piepsen von sich. Entweder findet man eine Frequenz, bei der der Lüfter nicht piepst, oder filtert es alternativ mit einem parallel geschalteten Kondensator. Octopus bietet zwei PWM-Einheiten (Pin 29 und 30) an.

### Anschluss des Lüfters an Octopus

Ein Lüfter kann aufgrund seiner hohen Leistung und der 12–V-Spannung nicht direkt an Octopus angeschlossen werden. Er muss zur Ansteuerung über einen FET (siehe Abschnitt 6.1) angeschlossen werden. Die Schaltung (siehe *Abb. 86*) zeigt alle benötigten Verbindungen. Für die Temperaturerfassung wurde die Schaltung aus dem Abschnitt 6.5 übernommen.

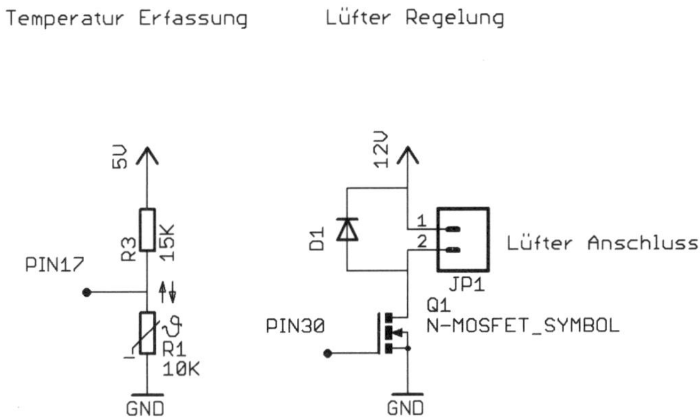


**Abb. 86:** Lüfter-Regelkreislauf

### Programmierung des Lüfters

Mit folgendem Quelltext wird der Lüfter abwechselnd schneller und langsamer. Als Grundfrequenz ist 1 kHz gewählt. Läuft das Programm gemeinsam mit dem Lüfter, kann die Regelung des Lüfters abhängig von der Temperatur angegangen werden:

```
#include <stdio.h>
#include „../../liboctopus/src/octopus.h“

#define PIN 30

int main ()
(

  struct octopus_context octopus;

  octopus_init (&octopus);
  octopus_open (&octopus);
  octopus_pwm_init (&octopus, PIN);
  octopus_pwm_speed (&octopus, PIN, 1);

  int up = 1, i = 0, j;
```

```
    for (j = 0; j < 255*10; j++)
    (
      if (up == 1)
        i++;
      else
        i--;

      octopus_pwm_value (&octopus, PIN, (unsigned char) i);

      if (i >= 255)
         up = 0;

      if (i == 0)
         up = 1;
    )
    octopus_pwm_value (&octopus, PIN, 0);
    octopus_pwm_deinit (&octopus, PIN);
    octopus_close (&octopus);
    return 0;
)
```

Das Programm wiederholt das Beschleunigen und Abbremsen fünf Mal. Anschließend wird der Lüfter wieder vollständig von der 12-V-Spannung getrennt und die Verbindung zu Octopus beendet.

**Programm Lüfter – Temperatur – Regelkreis**

Eine komplette Steuerung ist in der Datei *luefter.c* im Ordner *octopusus/demos/c* abgebildet. Die einzelnen Stufen müssen am eigenen Versuchsaufbau mit Messreihen ermittelt werden:

```
#include <stdio.h>
#include „../../liboctopus/src/octopus.h“


#define PWMPIN 30
#define ADPIN 17

int
main ()
(

  struct octopus_context octopus;
  int ad_temperatur, pwm_wert;

  octopus_init (&octopus);
  octopus_open (&octopus);
  octopus_pwm_init (&octopus, PWMPIN);
  octopus_pwm_speed (&octopus, PWMPIN, 1);

  octopus_adc_init (&octopus, ADPIN);
```

```
for(i=0;i<60;i++)
(
  ad_temperatur = octopus_adc_get (&octopus, ADPIN);
  if(ad_temperatur < 100) pwm_wert = 10;
  else if(ad_temperatur < 200) pwm_wert = 30;
  else if(ad_temperatur < 300) pwm_wert = 60;
  else if(ad_temperatur < 400) pwm_wert = 80;
  else if(ad_temperatur < 600) pwm_wert = 100;
  else if(ad_temperatur < 800) pwm_wert = 150;
  else if(ad_temperatur > 1000) pwm_wert = 255;
  else pwm_wert = 0;

  octopus_pwm_value (&octopus, PWMPIN, (unsigned char)pwm_wert);
  sleep(1000);
)
octopus_pwm_value (&octopus, PWMPIN, 1);
octopus_pwm_deinit (&octopus, PWMPIN);
octopus_close (&octopus);

return 0;
)
```

Das Programm holt jede Sekunde einen Messwert ab und entscheidet abhängig vom Wert, mit welcher Drehzahl der Lüfter drehen soll. Da die PWM-Einheit in Octopus 8 Bit groß ist, entspricht einer vollen „High"-Phase die Zahl 255. Wenn der Lüfter ausgeschaltet bleiben soll, bedeutet dies die Zahl 0. Der Temperaturwert wird als 10-Bit-Wert geliefert, was bedeutet, dass es eine Umrechnung geben muss. Optional zur Umrechnung können einfach wie im Quelltext von *luefter.c* Grenzen für die Temperaturbereiche angegeben werden.

# 7 Ausblicke und weiterführende Informationen

Der Erfolg für den Einstieg in eine neue Technologie für einen Entwickler hängt von vielen verschiedenen Faktoren ab.

- Ist Vorwissen vorhanden?
- Wurde bereits mit ähnlichen Technologien gearbeitet?
- Wie tief soll der Einstieg in die neue Technik sein?
- Reicht es, die Technologie nur verwenden zu können?
- Wird tieferes Fachwissen für spätere Optimierungen benötigt?

Abhängig von diesen und vielen anderen Gegebenheiten bedeutet das für den Entwickler, dass der richtige Einstieg gewählt werden muss. Beginnt man zu tief, kostet es nur unnötig Zeit und Frustration, wählt man wiederum eine zu abstrakte Schicht, stößt man eventuell zu schnell an Grenzen. USB ist dafür berühmt, dem Neuling diese einzelnen Ebenen, die man betreten kann, nur sehr unklar zu zeigen. Der Großteil an Literatur ist entweder zu sehr an die Spezifikation von USB angelehnt und beschäftigt sich zu intensiv mit internen Strukturen und Abläufen oder ist zu sehr an bestimmte Produkte angelehnt, sodass man vom eigentlichen USB-Konzept wenig sieht.

Die Bandbreite für den Einstieg spannt sich so von der einfachen Anwendung fertiger Komponenten bis hin zum untersten Bit, das für die Übertragung erzeugt werden muss. Vor allem die Schritte hin bis zur untersten Bitebene sind sehr interessant, da viele Techniken benötigt werden, um einen USB-Bus tatsächlich betreiben zu können. Nur bedeutet dieser Einstieg natürlich eine erhebliche Einarbeitungszeit, die nicht unterschätzt werden darf.

Zusammengefasst ist das Problem nicht der Zugriff vom Computer aus auf ein USB-Gerät. Dieser ist relativ schnell kreiert, da es bei allen Möglichkeiten (Windows-Treiber, Linux-Treiber, USB-Bibliothek etc.) in der Literatur ausreichend Beispiele gibt. Das Problem liegt im USB-Gerät. Wie wird dort USB integriert? Oder noch einfacher formuliert: Wie tausche ich beispielsweise die RS232-Schnittstelle in einer MSR-Schaltung aus?

Entweder verwendet man einen einfachen Baustein, der sich als USB-RS232-Wandler am Betriebssystem anmeldet, was nur einen Aufwand „von der Bedienung eines Lötkolben bedeutet". Auf der anderen Seite könnte man genauso einen universellen USB-Controller verwenden, für den noch keine fertige Bibliothek auf der Mikrocontrollerseite existiert. Für diese Lösung muss die komplette USB-Kommunikation von Hand programmiert werden.

Typischerweise hat ein USB-Controller um die 20 Register, mit denen die komplette USB-Kommunikation realisiert werden kann:

- Verwaltung der Deskriptoren
- Abarbeitung von Standardanfragen
- Fehlerprüfung
- Verwaltung der Transfers
- Umschaltung zwischen Interfaces und Konfigurationen
- Enumerationsprozess
- Gerätezustände (Reset, Suspend etc.)
- Implementierung von Klassengeräten

Wie man sieht, können z. T. Monate zwischen der „Lötkolben-“ und der „von Hand geschriebenen USB-Kommunikation“-Lösung liegen.

In *Abb. 87* sind Einstiegsmöglichkeiten in die USB-Schnittstelle dargestellt. Folgende Faktoren wurden betrachtet, benötigtes USB-Fachwissen und Aufwand bzw. Zeit zu vergleichen.

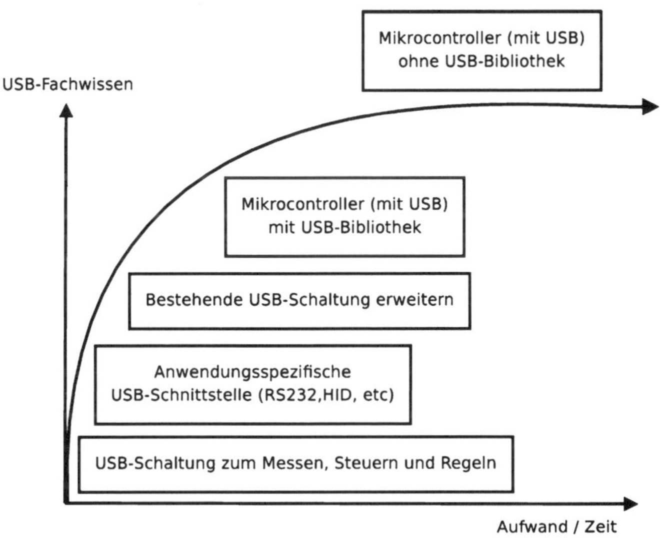


**Abb. 87:** Aufwand Einarbeitung USB

Der Anstieg der Kurve ist absichtlich sehr steil. Sobald mehr Fachwissen notwendig wird, flacht der Aufwand wieder ab. Ziel ist es, mit den folgenden Erläuterungen der einzelnen Lösungen dem Entwickler nochmal klarer zu machen, auf welcher Ebene er einsteigen sollte, sodass er schließlich weiß, welcher Aufwand auf ihn zukommt.

## 7.1 USB-Schaltungen zum Messen, Steuern und Regeln

Am wenigsten Zeit und Fachwissen benötigt man für die Lösung „USB-Schaltungen zum Messen, Steuern und Regeln“.

Für verschiedenste Aufgaben gibt es bereits fertige Produkte auf dem Markt. Sie zeichnen sich dadurch aus, dass zwar ein USB-Treiber installiert werden muss, aber die Ansteuerung dieser Geräte meist über vom Hersteller mitgelieferte Bibliotheken erfolgt. Die USB-Kommunikation ist so für den Anwender völlig gekapselt. Normalerweise kommt man dort nicht mit Funktionen, welche direkt die USB-Schnittstelle ansprechen, in Kontakt. Aus diesem Grund ist das benötigte Fachwissen im Bereich USB hier sehr gering.

Vorteile:

- Einfache Installation
- Software-Beispiele für den Zugriff meist vorhanden
- Kein Beschaffungsaufwand für das Gerät

Nachteile:

- Eigene Erweiterungen selten möglich
- Abhängig vom Hersteller des Produkts
- Keine Einsicht in den USB-Transfer

Der Aufwand oder Zeitbedarf hängt wohl im Wesentlichen davon ab, wie man die Bibliotheken in das eigene Projekt integrieren kann und wie die Bibliothek funktioniert. Typische Schaltungen für diese Geräteart sind im Folgenden beschrieben.

**CompuLAB Interface von AK MODUL-BUS Computer**

Das CompuLAB Interface USB (siehe *Abb. 88*) ist ein universelles Interface mit USB-Schnittstelle. Bis zu acht digitale Ein- und Ausgänge und nochmals acht analoge Eingänge werden per USB angeboten. Für Spannunsgessungen gibt es einen A/D-Wandler mit einer Auflösung bis zu 10 Bit.

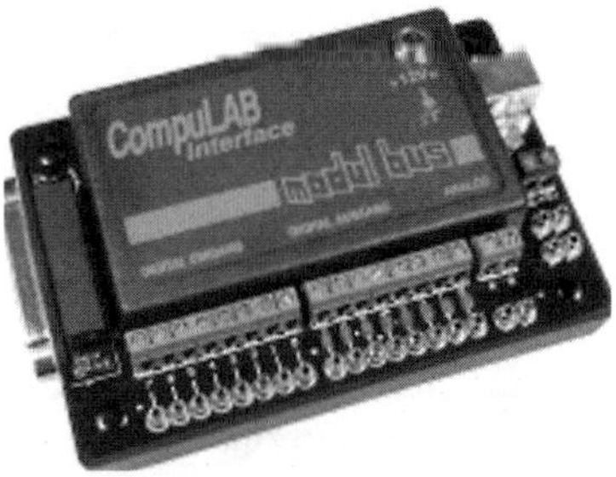


**Abb. 88:** CompuLΛB

Die Ein- und Ausgänge stehen über Schraubklemmen und Buchsen für Miniaturlaborstecker zur Verfügung. Reicht der gelieferte Strom von USB nicht aus, kann optional ein Netzteil mit 12 V an die Schaltung angeschlossen werden.

Das Produkt dient zum einfachen Messen und Regeln bzw. Steuern. Dank der mitgelieferten Software können Spannungen oder Pegel der IO-Ports abgelesen werden. Der Einstieg mit diesem Gerät funktioniert sehr schnell und gut. Des Weiteren gibt es zum Windows-Treiber noch ein Open-Source-Projekt für den Linux-Kernel. Dadurch kann einfach über das Dateisystem der Status der Portzustände abgefragt werden. Das Produkt kann im Shop der Firma AK MODUL-BUS Computer GmbH bezogen werden. Dadurch spart man sich außerdem eine weitere Hürde, nämlich das eigene Erstellen der Schaltung.

- 8 x digitale Ein-/Ausgänge, geschützt bis ± 20 V
- 8 x digitale Ausgänge mit Kontroll-LEDs, TTL-Pegel, bis 20 mA
- 2 x analoge Eingänge 0 V bis 5 V, Auflösung 8 Bit oder 10 Bit

**Messen, Steuern und Regeln:**

- 8 x IO-Ports
- 8 x Kontroll-LED
- 2 x AD-Wandler

**Internetadressen**

Homepage: http://www.ak-modul-bus.de/shop

Windows-Treiber: http://www.ak-modul-bus.de/cat/downloads/drvclusb1201.zip

Linux-Treiber: http://apclab.sourceforge.net

Shop: http://www.ak-modul-bus.de

**Octopus Interface von embedded projects**

Die Schaltung Octopus aus diesem Buch fällt ebenso in diese Kategorie.

Octopus bietet viele bekannte Schnittstellen aus der Mikrocontrollerwelt über ein einfaches USB-Gerät an. Dadurch hat man die Möglichkeit, mit verschiedensten Programmiersprachen typische Mikrocontrollerschnittstellen wie IO-Ports, I2C, SPI, UART, CAN, AD-Wandler, PWM etc. vom PC aus anzusprechen. Da die zugehörige Software, Schaltung und Firmware des Moduls komplett als Open-Source freigegeben und zudem die Bauteile für das Gerät einfach und günstig zu bekommen sind, ist Octopus der ideale Wegbegleiter für Versuche, Basteleien oder als Werkzeug für die Entwicklung mit USB. Octopus kann als vormontierter Bausatz über den embedded projects Shop bezogen werden. Die Motivationen für Octopus können ganz unterschiedlich sein: vom Bastler, der mal eben einen analogen Wert auslesen möchte und abhängig davon ein Relais schalten will, bis hin zum Softwareentwickler, der von der eigenen Anwendung externe Schaltungen ansteuern möchte. Die Ideen mit dieser Schaltung haben keine Grenzen. Das Konzept ist denkbar einfach. Externe Schaltungen mit dem Computer aus der Programmiersprache der Wahl bequem ansteuern. Für die Ansteuerung gibt es eine Bibliothek, welche fast selbsterklärend ist, wenn Kenntnisse über die eingesetzte Schnittstelle vorhanden sind.

- 38 x digitale I/O Ports
- 8 x Analog-Digital-Wandler
- 2 x UART (RS232-Schnittstelle, aber nur RX und TX)
- 1 x I2C-Bus (Master)
- 1 x SPI-Schnittstelle (Master)
- 2 x PWM-Signale
- 1 x CAN

**Messen, Steuern und Regeln:**

- 38 x IO-Ports
- 8 x AD-Wandler
- 1 x CAB
- Diverse Schnittstellen wie I2C, SPI, UART etc.

**Internetadressen**

Homepage: http://www.embedded-projects.net/octopus

Windows- und Linux-Treiber: http://code.google.com/p/octopususb/downloads/list

Shop: http://shop.embedded-projects.net

## 7.2 Anwendungsspezifische USB-Schnittstelle verwenden

Mit anwendungsspezifischen USB-Schnittstellen sind Bausteine gemeint, die auf der einen Seite einen USB-Anschluss haben und auf der anderen eine anwendungsspezifische Schnittstelle. Die wohl bekanntesten Mitglieder dieser Familie sind RS232 Wandler von FTDI und Silabs. Doch es gibt noch weitere fertige Bausteine, die auf der gleichen Basis arbeiten. Durch die Vereinigung des USB-Interface und der Schnittstelle sind solche Bausteine sehr schnell und einfach zu integrieren. Da sich bei jedem Baustein mindestens die Hersteller- und Produkt-ID umprogrammieren lassen, ist hier bereits etwas USB-Fachwissen notwendig. Spätestens, wenn man einen Chip wählt, bei dem der Konfigurations- und Devicedeskriptor veränderbar ist, hilft es doch sehr, wenn man sich etwas besser mit der USB-Schnittstelle auskennt. Aus diesem Grund stehen die folgende Bausteine an zweiter Stelle im Diagramm.

Vorteile:

- Einfache Integration
- Meist Standardtreiber verfügbar
- Wenig Platzbedarf für USB

Nachteile:

- Kein eigenes USB-Interface möglich.
- Keine Erweiterungen möglich.
- Keine Einsicht in den USB-Transfer, wenn ein proprietäres Protokoll benutzt wird.

Da folgende Lösungen immer „Ein-Chip"-Lösungen sind, benötigt man für erste Tests immer ein Evaluationsboard. Dieses kann man sich entweder selbst, basierend auf dem Datenblatt des Herstellers, anfertigen, oder man besorgt sich ein bereits fertiges Board. Linkadressen für mögliche Boards sind jeweils angegeben.

**CP2103 von Silicon Labs**

Eine echte „Ein-Chip-Lösung" bietet Silicon Labs mit den Bausteinen CP2103 (siehe siehe *Abb. 89*) an. Der Chip bietet eine RS232-Schnittstelle und zusätzlich vier IO-Ports per USB an.

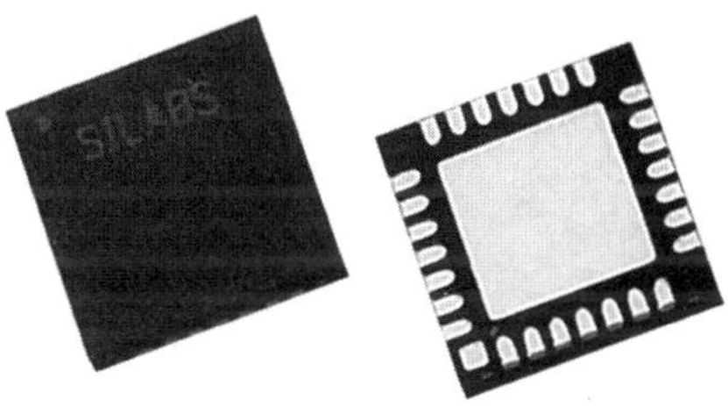


**Abb. 89:** CP2103 USB-zu-UART-Wandler-Baustein

Informationen:

- Alle Handshaking- und Modem-Anschluss-Signale
- Datenformate
  - Datenbits: 5,6,7 oder 8
  - Stoppbits: 1, 1.5, oder 2
  - Parität: Gerade, ungerade, markiert, leer oder keine Parität
- Baudraten von 300 bit/s bis zu 1 Mbit/s
- 576 Byte Empfangspuffer, 640 Byte Sendepuffer
- Hardwareseitige Unterstützung von X-On/X-Off Handshaking
- 4 x IO-Ports

Die Ansteuerung der 4-GPIO-Leitungen ist in der Application Note „AN233 PORT CONFIGURATION AND GPIO FOR CP210 X" beschrieben.

Für den Baustein gibt es Treiber, sodass er als virtueller COM Port unter Windows, Linux und Mac OS genutzt werden kann.

Ein weiteres Highlight ist der interne 1024-Byte-EEPROM. Es können hier für die USB-Schnittstelle eine Hersteller-ID, Produkt-ID, Seriennummer, ein Konfigurationsdeskriptor, eine Versionsnummer und eine Produktbeschreibung abgelegt werden. Dadurch kann das Gerät mit einem eigenen Label im Betriebssystem genutzt werden. Von Vorteil ist dies vor allem für professionelle Geräte. Sobald ein Gerät an einem Betriebssystem angesteckt wird, erscheint der Name des Produkts. Dank der eigenen Produktbeschreibung in EEPROM kann jetzt der eigene Name erscheinen.

Für erste Tests kann eine fertige USB-UART-Bridge (siehe *Abb. 90*) mit einem CP2103 verwendet werden. Der Adapter kann ebenso als Ersatz für RS232-Anschlüsse nachgerüstet werden oder als Komponente in neuen Schaltungen Verwendung finden. Drei LEDs zeigen den Status des Moduls:

- 1x grün für RX-Aktivität
- 1x grün für TX-Aktivität und
- 1x rot für USB-Spannung (PWR)

Das Modul erzeugt (intern) aus der USB-Bus-Spannug 3,3 Volt. Diese kann über eine Lötbrücke (Jumper) an den VCC-Pin des Moduls angelegt werden. Es kann dann bis zu 100 mA Strom bei 3,3 V Ausgangsspannung liefern (siehe Datenblatt CP2103).

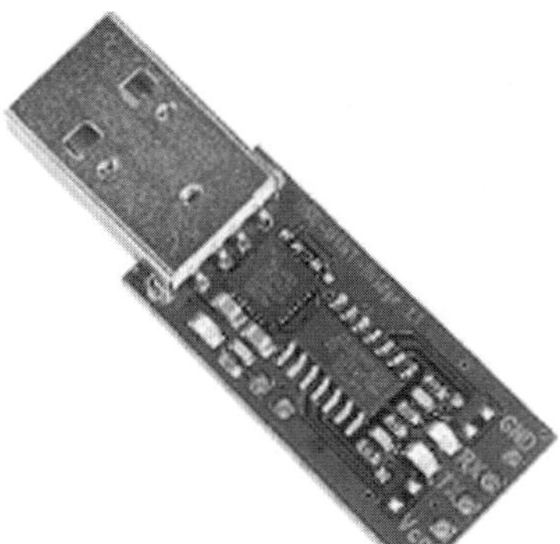

**Abb. 90:** CP2102 USB-zu-UART-Wandler

**Messen, Steuern und Regeln**

- 1 x RS232
- 4 x IO-Port

**Internetadressen**

Homepage: https://www.silabs.com/products/interface/usbtouart

Treiber: https://www.silabs.com/products/interface/usbtouart

Shop: http://www.eproo.de (Artikel USB-zu-RS232 Wandler)

**FT2232 von Future Technology Devices International Limited**

Passend zum CP2103 gibt es den Baustein FT2232 (*Abb. 91*) von Future Technology Devices International Limited. Mit diesem Baustein können mit einer „Multi-Protocol Synchronous Serial Engine (MPSSE)“ verschiedenste serielle synchrone Protokolle wie I2C, JTAG und SPI erzeugt und bis zu 8 Pins als IO-Port angesteuert werden. Dadurch kann immer ein UART-Anschluss parallel mit einem weiteren Anschluss genutzt werden. Gerne wird dieser Adapter daher als typisches Debugger- oder Programmiergerät eingesetzt. Über den zusätzlichen Anschluss werden die Debug- oder Programmiersignale erzeugt. Parallel kann der UART-Anschluss als Monitor oder Konsole verbunden sein.

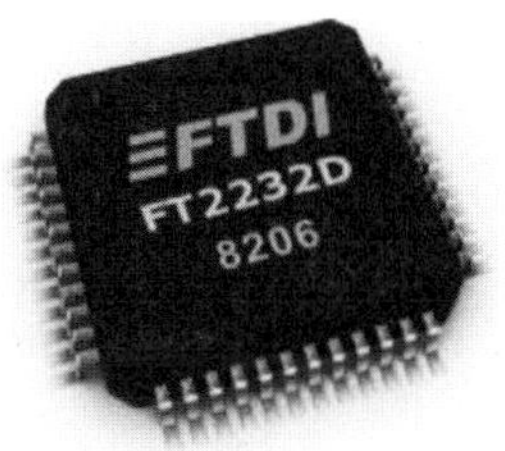


**Abb. 91:** FT2232

- Zwei Kanäle sind nutzbar: seriell und parallel in verschiedenen Konfigurationen
- Serielles Interface entspricht der Spezifikation des FT232-Bausteins.
- Paralleles Interface entspricht der Spezifikation des FT245B-Bausteins.
- Anschluss mit bidirektionalem Datenbus
- Geschwindigkeiten bis zu 1 Mbit/s (parallel FIFO)
- Multi-Protocol Synchronous Serial Engine (MPSSE) Schnittstelle für JTAG, IC2 und SPI
- USB VID, PID, Seriennummer und Produktbeschreibung in externen EEPROM
- EEPROM via USB konfigurierbar
- Bibliotheken verfügbar für USB zu JTAG, USB zu SPI und USB zu I2C

Die „Multi-Protocol Synchronous Serial Engine (MPSSE) Schnittstelle“ bietet sehr flexible Kommandos an, um serielle Kommunikationen optimiert über USB abarbeiten zu können. Denn ein generelles Problem bei USB ist, dass nur jede Millisekunde ein neuer Transfer gestartet werden kann. Muss eine schnelle serielle Übertragung über einen Zeitrahmen kleiner als eine Millisekunde angesteuert werden, ist es hilfreich, automatische Funktionen im USB-Baustein nutzen zu können, welche in der Zwischenzeit bis zum nächsten Frame bestimmte Daten senden oder empfangen können. Die Befehle sind optimiert, um serielle Protokolle wie JTAG, SPI oder I2C bestmöglich über USB zu übertragen. Zudem gibt es einen Adress- und Datenbus, über den sich beispielsweise SRAM-Bausteine für FPGAs einfach über USB programmieren lassen. Mehr Informationen über MPSSE gibt es im Datenblatt des FT2232.

Basierend auf dem FT2232 gibt es beispielsweise einen freien (Schaltplan steht unter einer offenen Lizenz) JTAG-Adapter (siehe *Abb. 92*). Zum einen ist der RS232-Anschluss über ein SUB-D-Kabel erreichbar, und zum anderen sind die IO-Ports, welche für JTAG notwendig sind, nach außen geführt.

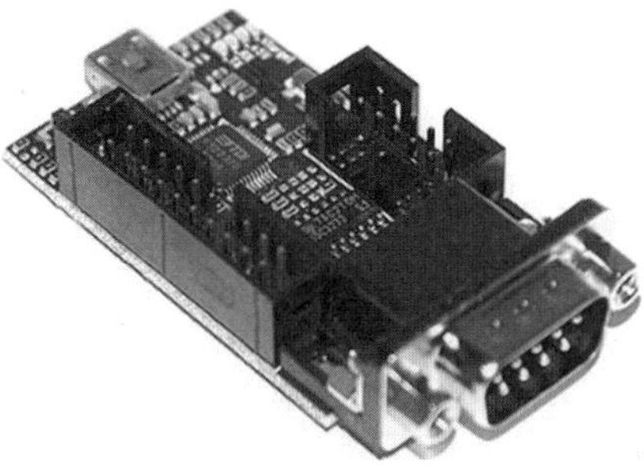

**Abb. 92:** FT2232 JTAG Platine (von www.eproo.net)

**Messen, Steuern und Regeln**

- 2 x UART
- 1 x SPI, JTAG oder I2C
- 8 x IO-Ports

**Internetadressen**

Homepage: http://www.ftdichip.com/Products/FT2232C.htm

JTAG-Adapter: http://www.embedded-projects.net/index.php?page_id=256

Schaltplan JTAG: http://www.ixbat.de/files/admin/projekte/openocd/610000043A.pdf

Treiber: http://www.ftdichip.com/FTDrivers.htm

Shop: http://shop.embedded-projects.net/ (OpenOCD USB Adapter)

MPSSE: http://www.ftdichip.com/Projects/MPSSE.htm

**Fazit:** USB einfach mit anwendungsspezifischen Schnittstellen zu nutzen ist ein sehr beliebter Weg. Die Einarbeitung in die Schaltung hält sich in Grenzen und dank vieler fertiger Treiber und Bibliotheken ist die Integration kein schweres Unterfangen. Dennoch sollte man sich vor Augen halten dass USB hier nie optimal für eigene Übertragungen genutzt werden kann. Die Endpunkte und das Protokoll sind fest definiert und lassen sich nur sehr bedingt verändern. Professionelle Geräte sollten daher nicht auf solchen Lösungen basieren.

## 7.3 Bestehende USB-Schaltung erweitern

Die Gattung dieser Produktfamilie ist ähnlich der ersten in Abschnitt 7.1. Der große, aber wesentliche Unterschied ist, dass die folgenden Schaltungen und die benötigten Firmwarekomponenten offengelegt sind. Dies bedeutet, dass die Standardschaltung als Basis verwendet wird und dank der Offenlegung jederzeit erweitert und verändert werden kann. Auf diese Weise kann auf ein bestehendes MSR-Gerät aufgebaut und mit relativ geringem Aufwand ein eigenes Produkt gestaltet werden.

Vorteile:

- Gute Basis für eigene Schaltung.
- Im Vergleich zur Neuentwicklung wesentlicher Zeitvorteil.
- Meist Beispieltreiber oder Bibliotheken verfügbar.
- Beliebig erweiterbar.
- USB-Gerät kann vollständig selbst konfiguriert werden (eigener Name, IDs etc.).

Nachteile:

- Etwas mehr Fachwissen notwendig.
- Wenn es kein Evaluationskit für Schaltung gibt, ist das Anfertigen der ersten Schaltung aufwendiger.
- Programmierkenntnisse für den eingesetzten Prozessor der Schaltung notwendig.

**USBprog**

USBprog ist ein freier Programmieradapter. Direkt über USB kann bequem aus einem „Firmware-Archiv" eine Firmware eingespielt werden. Das Einsatzgebiet der Firmwares ist ganz unterschiedlich. Ursprünglich war es nur ein Programmer und Debugger für Mikrocontroller, mit der Zeit sind jedoch auch Firmwares für einfache MSR-Aufgaben hinzugekommen.

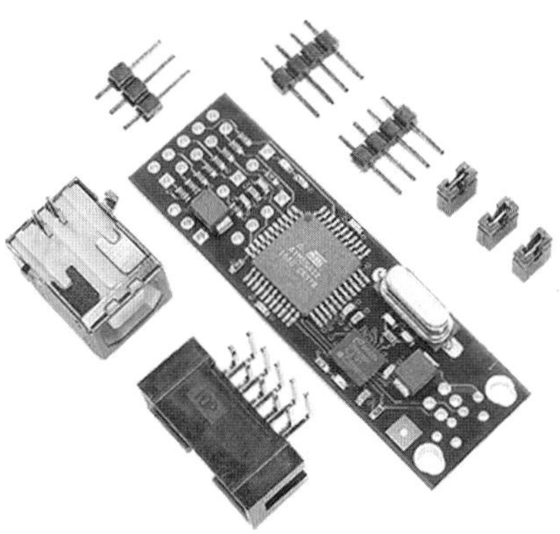

**Abb. 93:** USBprog-Adapter

- AVR ISP mkII (Nachbau) Programmer
- JTAG ICE mkII (Nachbau) Programmer und Debugger
- SimplePort-Bibliothek, um die 10 IO-Ports vom PC aus zu steuern
- SimplePort RS232 per virtueller serieller Schnittstelle
- RS232-Wandler (wird als Standard virtuelle serielle Schnittstelle erkannt)
- Logikanalysator 8 Kanäle bis 250 kHz
- CPLD Programmer (für Xilinx)
- JTAG-Adapter
- I2C-Adapter
- PWM-Channel (ein 8-Bit PWM Channel bis 100 kHz)

Mit dem USBprog-Tool kann die Firmware des USBprog-Geräts einfach gewechselt werden. Es unterstützt Folgendes:

- Das Herunterladen der Firmware von einem Online-Pool.
- Einen Offline-Modus (Cache) zum Betrieb an PCs ohne Internet.
- Das Hochladen von lokalen Firmwaredateien zum Testen.
- Mehrere USBprog-Geräte an einem PC.
- Das Anzeigen von Informationen über eine Firmware inkl. der Pinbelegung.

Von USBprog gibt es sowohl eine GUI-Version (siehe *Abb. 94*) als auch eine Kommandozeilen-Version. Die Kommandozeilen-Version verfügt über einen interaktiven Modus (wie eine Shell) sowie einen Batch-Modus und kann daher problemlos in Skripte, Makefiles o. Ä. integriert werden.

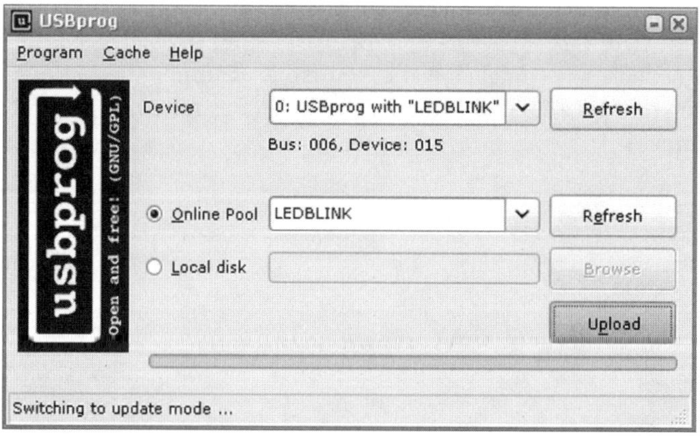


**Abb. 94:** USBprog GUI

Beide Versionen verwenden die gleichen Funktionen, um auf das Gerät zuzugreifen und um den Firmware-Cache zu verwalten. Die Realisierung dessen erfolgt, indem diese Funktionen in einer Bibliothek gekapselt sind. Somit wird die Konsistenz beider Versionen gewahrt und die Entwicklung vereinfacht. Sowohl die GUI-Version als auch die Kommandozeilen-Version laufen unter Microsoft Windows und Linux. Alle Firmwares sind Mikrocontrollerprogramme für den ATMega32 von ATMEL. Als USB-Schnittstelle dient ein USBN9604 von National Semiconductor. Für diesen Baustein gibt es eine sehr einfach zu bedienende Bibliothek für die USB-Kommunikation. Die Funktionsweise der Bibliothek wird in diesem Kapitel beschrieben. Für eine eigene Erweiterung werden als Werkzeug das AVR-Studio und WinAVR als Entwicklungsumgebung sowie Kenntnisse in der AVR-Programmierung benötigt. Die Schaltung von USBprog kann jederzeit selbst gefertigt werden, da alle Daten auf der Homepage des Projekts zum Download angeboten werden. Die eingesetzten Bauteile sind gut im Handel erhältlich. Zudem gibt es fertige Schaltpläne und Platinen in verschiedenen Dateiformaten auf der Internetseite des Projekts zum Herunterladen. Für den, der direkt starten möchte, gibt es einen Online-Shop, in dem der Adapter und etwas Zubehör günstig bezogen werden können.

**Messen, Steuern und Regeln**

- 11 x IO-Ports
- 1 x UART
- 1 x SPI, I2C oder JTAG (SPI wird per Hardware, der Rest per Software erzeugt)

**Internetadressen**

Homepage: http://www.embedded-projects.net/usbprog

Shop: http://shop.embedded-projects.net

## 7.4 Mikroprozessor (USB integriert) mit fertiger USB-Bibliothek

Aufgaben der USB-Bibliothek:

Für die Kommunikation zwischen Computer und USB-Gerät müssen diverse Zustände, Anfragen und Antworten verwaltet werden. Da die USB-Kommunikation wesentlich aufwendiger als beispielsweise eine einfache RS232-Verbindung ist, müssen auf der Treiberseite im Computer und in der Firmware auf einem USB-Gerät wesentlich mehr Verwaltungsaufgaben erledigt werden. Im Computer ist dafür das USB-Subsystem zuständig und im USB-Gerät ein für die USB-Schnittstelle passender Stack oder auch eine USB-Bibliothek.

Während der Enumeration müssen Anfragen im USB-Gerät abgearbeitet und Datenstrukturen für die Flusskontrolle sowie die Datenübertragung verwaltet werden. Jedes USB-Gerät muss auf diese Weise die Aufgaben eines nach der USB-Spezifikation definierten Geräts ordnungsgemäß erfüllen. Abhängig vom eingesetzten Baustein liefert dieser mehr oder weniger die USB-Intelligenz mit. Meistens ist es jedoch so, dass USB-Bausteine nur die unterste Protokollebene von USB bearbeiten können. Alles andere muss in einer Softwarebibliothek von einem Mikrocontroller erledigt werden. Diese Softwarebibliothek nennt man USB-Stack oder USB-Bibliothek.

Vorteile:

- Zu 100 % flexibel
- Unabhängig von Produktherstellern
- Beliebig erweiterbar
- Eigene Konfiguration des Geräts (eigener Name, IDs etc.)

Nachteile:

- Wenn es kein Evaluationskit für den Prozessor gibt, ist das Anfertigen der ersten Schaltung aufwendiger.
- Programmierkenntnisse für den eingesetzten Prozessor der Schaltung notwendig.
- Einarbeitung in die mitgelieferte USB-Bibliothek.

Im Folgenden werden freie USB-Stacks vorgestellt. Diese Liste könnte noch mit einer Reihe von kommerziellen und proprietären USB-Bibliotheken erweitert werden.

**AVR-Controller mit USB: LUFA**

LUFA((Lightweight USB Framework for AVRs) ist eine Bibliothek für AVR-Mikrocontroller, mit der USB-Schnittstellen implementiert werden können. Die Bibliothek steht unter einer freien Lizenz. Das Besondere an der Bibliothek ist, dass USB mit einigen AVR-Controllern zusätzlich zur USB-Schnittstelle als Gerät auch als Host oder OTG genutzt werden kann. Die Bibliothek lässt sich mit WinAVR bzw. der freien Toolchain GCC (Installation wurde in diesem Buch beschrieben) übersetzen.

Prozessoren: AT90USB1286, AT90USB1287, AT90USB646, AT90USB647, AT90USB162, AT90USB82, ATMEGA16U4 und ATMEGA32U4

Demos: Audio, CDC, Joystick, Keyboard, Mass Storage Device, MIDI Device, Maus, RNDIS Ethernet, Still Image Host, USB RS232 CDC

Internetseite: http://www.fourwalledcubicle.com/LUFA.php

**LPC214x: LPCUSB**

Für den 32-Bit ARM7-Prozessor LPC2418 ist das Projekt LPCUSB entstanden. Es bietet den Rahmen für verschiedene USB-Geräte gratis an. Für den Prozessor gibt es genauso wie für AVR eine freie Toolchain (die GCC-Toolchain) unter www.gnuarm.org, welche für die Übersetzung benötigt wird.

Demos: Mass Storage Device, Ethernet, USB virtual COM-Port, kundenspezifisches Gerät.

Internetseite: http://wiki.sikken.nl/index.php?title=LPCUSB

**EZ-USB Cy7c68013A**

Von Cypress gibt es 8051-Prozessoren mit intergeriert benutzerspezifisch anpassbarer USB-Schnittstelle. Um nicht bei null anfangen zu müssen, gibt es eine passende Bibliothek, die bereits die wichtigste Funktionalität anbietet:

- I2C lesen/schreiben
- EEPROM lesen/schreiben
- USB control/status message handling
- USB custom device descriptor handling
- USB jump table handling
- GPIF Initialisierung
- Endpoint Makros
- Beispiel-Firmware
- C++ Bindings für Python, um die Firmware einfach laden und testen zu können

Als Compiler wird der SDCC (http://sdcc.sourceforge.net/) anstelle des GCC benötigt.

Internetseite: http://fx2lib.wiki.sourceforge.net/

## 7.5 Mikroprozessor (mit USB) ohne USB-Bibliothek

Dieser Punkt entspricht dem vorhergehenden. Es bedeutet jedoch sehr viel mehr Aufwand für die Entwicklung der USB-Bibliothek. Ein paar Monate sind schnell investiert.

**MAX3420 von Maxim**

Dieser Baustein ist zwar verfügbar, wird jedoch nicht mehr für aktuelle Designs verwendet. Im Internet findet man jedoch Software für die Anbindung an diverse Mikrocontroller. Die Anbindung an einen Mikrocontroller geschieht beim MAX3420 über SPI.

Internetseite: http://www.maxim-ic.com/quick_view2.cfm/qv_pk/4751

Beispielanwendung: http://www.labbookpages.co.uk/circuits/max3420.html

**ISP1181B-01 von NXP**

Vom Funktionsumfang her ist dieser Chip äquivalent zu anderen hier vorgestellten Lösungen. Im Internet findet man jedoch sehr wenig über diesen Chip. Man sollte sich daher sehr gut mit USB und der Thematik auskennen, um Erfolge erzielen zu können.

Internetseite: http://www.nxp.com/pip/ISP1181-04.html

## 7.6 Mikroprozessor ohne USB-Schnittstelle

Prinzipiell ist es gleichgültig, ob man einen Prozessor mit USB-Schnittstelle wählt oder einen, an den ein externer USB-Controller angebunden wird. Man erhält sich ein Stück Freiheit, wenn man die Schaltung absichtlich an dieser Stelle trennt. Kündigt so beispielsweise der USB-Hersteller den Baustein, kann ein anderer Konkurrent gewählt werden. Da die Ansteuerung externer USB-Bausteine im Groben identisch ist, ist der Aufwand für die Anpassung einigermaßen überschaubar. Hat man jedoch einen Spezialprozessor mit einer exotischen USB-Schnittstelle gewählt, steht man zunächst vor einer größeren Neuentwicklung. Bei einer Lösung basierend auf zwei Bausteinen findet man auf dem Markt schnell einen Ersatztyp, für den es einen C-Compiler gibt und der ein paar IO-Ports nach außen geführt hat. Im Folgenden werden Bausteine vorgestellt, die über Standard-Schnittstellen an Mikrocontroller angebunden werden können und somit die Anwendung um eine USB-Schnittstelle erweitern.

**USBN9604 von National Semiconductor**

Dieser Baustein ist ideal für kleine 8- und 32-Bit-Prozessoren ohne eigene USB-Schnittstelle. Angesteuert werden kann er über eine parallele 8-Bit-Schnittstelle per DMA oder sogar über SPI. Viele Bauteile braucht die Schaltung rund um den USBN9604 nicht. Ein weiterer Pluspunkt ist außerdem, dass es den Baustein als SO-Gehäuse (Abstand ca. 1 mm) gibt, was die Lötarbeiten drastisch vereinfacht. Für den USBN9604 gibt es viele Bibliotheken im Internet. Eine davon ist USBN2MC. Hinter der Bibliothek steckt die Idee, USB ganz einfach integrierbar in eigene Anwendungen zu machen. Von USBN2MC gibt es zwei Versionen: einmal die sogenannte main-Version, die ein sehr bequemes Konfigurieren des USB-Geräts erlaubt, jedoch mit dem Speicher entsprechend verschwenderisch umgeht, zum anderen die Version tiny. Hierbei kann einiges an Speicher- und Codeplatz eingespart werden, dafür muss man sich aber intensiver mit USB auskennen, um ein Gerät erfolgreich definieren zu können.

Leider ist seit ca. einem Jahr der Baustein USBN9694 als nicht mehr empfohlen für neue Schaltungen markiert. Der USB9604-Baustein wird aber dennoch produziert. Da er noch sehr gut verfügbar ist (bei Reichelt & Co.), schadet er keiner Schaltung.

Internetseite: http://www.national.com/pf/US/USBN9604.html

**PDIUSBD12 von NXP**

Ähnlich dem USBN9604 ist der PDIUSBD12. Angeschlossen werden kann der Baustein über ein paralleles Interface bzw. DMA. Intern verfügt die USB-Schnittstelle über einen 320-Byte großen, frei konfigurierbaren FIFO für die Endpunkte. Dieser Baustein ist gut beherrschbar, einfach anzuschließen und daher bereits Teil vieler Schaltungen.

Internetseite: http://www.nxp.com/pip/PDIUSBD12D.html

Beispielprogramme:

http://www.beyondlogic.org/usbnutshell/usb7.htm#PIC16F876Example

Beispiel Firmware:

http://www.semiconductors.philips.com/acrobat_download/various/PDIUSBD12_FIRMWARE_PROGRAMMING_GUIDE.pdf

## 7.7 Weiterführende Themen zu USB

### USB-Spezifikation

Alle Spezifikationen für USB sind frei im Internet herunterladbar. Das Forum auf der Homepage kann Entwicklern bei Problemen sehr empfohlen werden. Die Anmeldung und der Service sind kostenlos.

- http://www.usb.org

### USB-Host

In diesem Buch ging es immer darum, ein Gerät an einen Standard-PC über USB anzubinden. Oft wird jedoch genau das Umgekehrte benötigt: Möchte man an seinem Gerät ein USB-Gerät betreiben, benötigt man einen entsprechenden USB-Host-Baustein. Die Entwicklung solcher Schaltungen und Software ist nochmal etwas aufwendiger, da man zusätzlich zum USB-Geräte-Verständnis jetzt noch die Strategien im Host kennen muss. Für einfache Anbindungen kann Embedded GNU/Linux empfohlen werden. Für wenig Geld gibt es mittlerweile viele Embedded-Systeme mit USB-Host-Schnittstelle, auf denen ein GNU/Linux läuft. Weitere Möglichkeiten:

- Embedded Linux-System mit Host-Interface
- FTDI – Vinculum 7, angepasste Schnittstelle für diverse Geräte)
- Externe Bausteine wie SL811HS , ISP1761 etc.
- Ein einfacher USB-Stack für AVR und SL811HS http://www.embedded-projects.net/usbport

### USB-Software-Sniffer

Oft möchte man beim Entwickeln eines USB-Geräts gerne sehen, ob etwas übertragen worden ist oder nicht. Hierfür gibt es USB-Soft-ware-Sniffer, die sich entsprechend in die Treiberschichten des Betriebssystems hängen und den USB-Verkehr mit aufzeichnen können.

- http://www.wingmanteam.com/usbsnoopy/
- http://www.pcausa.com/Utilities/UsbSnoop/
- Unter Linux: usbmon (Kernelmodule) http://www.usb-projects.net/cwiki.php?page=Debug-Techniken

**USB-Hardware-Sniffer**

Etwas eleganter, jedoch teurer, kann der USB-Verkehr mit einer Hardware-Lösung aufgezeichnet werden.

- http://www.ellisys.com/

Nicht nur für die Entwicklung von Geräten, sondern auch für die Anpassung von Treibern können diese Sniffer sehr hilfreich sein.

# 8 Anhang

## 8.1 CD-ROM

| Verzeichnis | Inhalt |
|---|---|
| datenblaetter | Datenblättersammlung |
| linuxdriver | Beispiel GNU/Linuxtreiber für Octopus |
| tinycan | Software für CAN-Versuche |
| WinAVR | AVR Entwicklungsumgebung für Windows |
| libusb-win32 | Informationen zur USB-Bibliothek *libusb* für Windows |
| octopususb | Quelltexte für Octopus |

## 8.2 Befehlsverzeichnis

**Tabelle 11:** Rückgabewerte Octopus-Protokoll

| Makro | Wert | Bedeutung |
|---|---|---|
| RSP_OK | 0x01 | Operation erfolgreich |
| RSP_ERROR | 0x02 | Fehler |
| RSP_UNKOWN_CMD | 0x03 | Unbekanntes Kommando |
| RSP_UNKOWN_PIN | 0x04 | Unbekannter Pin |
| RSP_UNKOWN_PORT | 0x05 | Unbekannter Port (Gruppe) |
| RSP_WRONG_PIN_CONFIG | 0x06 | Pin ist im falschen Alternativ Modus |
| RSP_IMPOSSIBLE_PIN_CONFIG | 0x06 | Modus für gewählten Pin existiert nicht |
| RSP_TIMEOUT | 0x07 | Operation reagiert nicht mehr |

Tabelle 12: USB-Kommandos Octopus

| Makro | Wert | Befehl |
|---|---|---|
| CMD_LATENCY_TIMER_SET | 0x01 | Timeout Zähler setzen |
| CMD_LATENCY_TIMER_GET | 0x02 | Timeout Zähler abfragen |
| CMD_GET_HW_ID | 0x03 | Hardware-ID abfragen |
| CMD_EXTERNAL_DEVICE | 0x04 | Kommando für externes Gerät |
| CMD_IO_INIT_PORT | 0x10 | Port Initialisierung |
| CMD_IO_INIT_PIN | 0x11 | Pin Initialisierung |
| CMD_IO_PORT_DIRECTION_IN | 0x12 | Port Initialisierung Eingang |
| CMD_IO_PORT_DIRECTION_OUT | 0x13 | Port Initialisierung Ausgang |
| CMD_IO_PORT_DIRECTION_TRI | 0x14 | Port Initialisierung hochohmig |
| CMD_IO_PIN_DIRECTION_IN | 0x15 | Pin Initialisierung Eingang |
| CMD_IO_PIN_DIRECTION_OUT | 0x16 | Pin Initialisierung Ausgang |
| CMD_IO_PIN_DIRECTION_TRI | 0x17 | Pin Initialisierung hochohmig |
| CMD_IO_PORT_SET | 0x18 | Port Werte setzen |
| CMD_IO_PORT_GET | 0x19 | Port Werte abfragen |
| CMD_IO_PIN_SET | 0x1A | Pin Wert setzen |
| CMD_IO_PIN_GET | 0x1B | Pin Wert abfragen |
| CMD_ADC_INIT_PIN | 0x20 | AD-Wandler Initialisierung |
| CMD_ADC_DEINIT_PIN | 0x21 | AD-Wandler deaktivieren |
| CMD_ADC_GET | 0x22 | AD-Wert lesen |
| CMD_ADC_REF | 0x23 | AD-Referenz setzen |
| CMD_I2C_INIT | 0x30 | I2C Initialisierung |
| CMD_I2C_DEINIT | 0x31 | I2C Deaktivieren |
| CMD_I2C_SET_BITRATE | 0x32 | I2C Geschwindigkeit |
| CMD_I2C_SEND | 0x34 | I2C Schreiben |
| CMD_I2C_RECV | 0x35 | I2C Lesen |
| CMD_I2C_SEND_START | 0x36 | I2C Startbedinung |
| CMD_I2C_SEND_STOP | 0x37 | I2C Stopbedinung |
| CMD_SPI_INIT | 0x40 | SPI Initialisieren |
| CMD_SPI_DEINIT | 0x41 | SPI Dekativieren |

| Makro | Wert | Befehl |
| --- | --- | --- |
| CMD_SPI_SPEED | 0x42 | SPI Geschwindigkeit |
| CMD_SPI_SEND | 0x43 | SPI Schreiben |
| CMD_SPI_RECV | 0x44 | SPI Lesen |
| CMD_SPI_SEND_AND_RECV | 0x45 | SPI Lesen und Schreiben |
| CMD_PWM_INIT_PIN | 0x50 | PWM Initialisieren |
| CMD_PWM_DEINIT_PIN | 0x51 | PWM Deaktivieren |
| CMD_PWM_SPEED | 0x52 | PWM Geschwindigkeit |
| CMD_PWM_VALUE | 0x53 | PWM Wert setzten |
| CMD_UART_INIT | 0x60 | UART Initialisieren |
| CMD_UART_DEINIT | 0x61 | UART Deaktivieren |
| CMD_UART_BAUDRATE | 0x62 | UART Geschwindigkeit |
| CMD_UART_STOPBITS | 0x63 | UART Stop Bits |
| CMD_UART_DATABITS | 0x64 | UART Daten Bits |
| CMD_UART_PARITY | 0x65 | UART Parität |
| CMD_UART_RECV | 0x67 | UART Lesen |
| CMD_UART_SEND | 0x68 | UART Schreiben |
| CMD_CAN_INIT | 0x70 | CAN Initialisieren |
| CMD_CAN_DEINIT | 0x71 | CAN Deaktivieren |
| CMD_CAN_SEND_DATA | 0x72 | CAN Schreiven |
| CMD_CAN_ENABLE_MOB | 0x73 | CAN Aktivieren MOB |
| CMD_CAN_DISABLE_MOB | 0x74 | CAN Deaktivieren MOB |
| CMD_CAN_SEND_REMOTE | 0x75 | CAN Senden Remote |
| CMD_CAN_RECEIVE_DATA | 0x76 | CAN Daten Empfangen |
| CMD_CAN_SET_AUTOREPLY | 0x77 | CAN Autoreply |
| CMD_EEPROM_READ_BYTES | 0x80 | EEPROM Lesen |
| CMD_EEPROM_WRITE_BYTES | 0x81 | EEPROM Schreiben |

**Tabelle 13:** Parameter für ADC

| Parameter | Wert | Beschreibung |
|---|---|---|
| PARAM_ADC_AREF | 0x01 | Externe Referenz |
| PARAM_ADC_AVCC | 0x02 | Vcc als Referenz |
| PARAM_ADC_INTERNAL | 0x03 | Interne 2,56 V Refernz |

## 8.3 Funktionsübersicht avr-lib

- <alloca.h>: Allocate space in the stack
- <assert.h>: Diagnostics
- <ctype.h>: Character Operations
- <errno.h>: System Errors
- <inttypes.h>: Integer Type conversions
- <math.h>: Mathematics
- <setjmp.h>: Non-local goto
- <stdint.h>: Standard Integer Types
- <stdio.h>: Standard IO facilities
- <stdlib.h>: General utilities
- <string.h>: Strings
- <avr/boot.h>: Bootloader Support Utilities
- <avr/eeprom.h>: EEPROM handling
- <avr/fuse.h>: Fuse Support
- <avr/interrupt.h>: Interrupts
- <avr/io.h>: AVR device-specific IO definitions
- <avr/lock.h>: Lockbit Support
- <avr/pgmspace.h>: Program Space Utilities
- <avr/power.h>: Power Reduction Management
- <avr/sfr_defs.h>: Special function registers
- Additional notes from <avr/sfr_defs.h>
- <avr/sleep.h>: Power Management and Sleep Modes
- <avr/version.h>: avr-libc version macros
- <avr/wdt.h>: Watchdog timer handling
- <util/atomic.h> Atomically and Non-Atomically Executed Code Blocks

- <util/crc16.h>: CRC Computations
- <util/delay.h>: Convenience functions for busy-wait delay loops
- <util/delay_basic.h>: Basic busy-wait delay loops
- <util/parity.h>: Parity bit generation
- <util/setbaud.h>: Helper macros for baud rate calculations
- <util/twi.h>: TWI bit mask definitions

Die aktuelle Liste ist im Internet erreichbar unter: http://www.nongnu.org/avr-libc/user-manual/modules.html. Auf der CD zum Buch befindet sich im Ordner *avr-libc* eine PDF-Datei mit allen unterstützen Funktionen.

## 8.4 GNU/Linux-Treiber Octopus LED

```
/*
 * USB Octopus driver -0.1
 *
 * Copyright (C) 2001-2004 Greg Kroah-Hartman (greg@kroah.com)
 * Copyright (C) 2009 Benedikt Sauter (sauter@embedded-projects.net)
 *
 *This program is free software; you can redistribute it and/or
 *modify it under the terms of the GNU General Public License as
 *published by the Free Software Foundation, version 2.
 *
 * This driver is based on the 2.6.3 version of drivers/usb/usb-octopuseton.c
 * but has been rewritten to be easier to read and use.
 *
 */

#include <linux/kernel.h>
#include <linux/proc_fs.h>
#include <linux/errno.h>
#include <linux/init.h>
#include <linux/slab.h>
#include <linux/module.h>
#include <linux/kref.h>
#include <asm/uaccess.h>
#include <linux/usb.h>
#include <linux/mutex.h>
#include <linux/string.h>


/* Define these values to match your devices */
#define USB_OCTOPUS_VENDOR_ID  0x1781
#define USB_OCTOPUS_PRODUCT_ID 0x0c65

/* table of devices that work with this driver */
static struct usb_device_id octopus_table [] = {
```

```
  { USB_DEVICE(USB_OCTOPUS_VENDOR_ID, USB_OCTOPUS_PRODUCT_ID) },
  { }              /* Terminating entry */
};
MODULE_DEVICE_TABLE(usb, octopus_table);

#define CMD_IO_PIN_SET 0x1A


/* Get a minor range for your devices from the usb maintainer */
#define USB_OCTOPUS_MINOR_BASE 192

/* our private defines. if this grows any larger, use your own .h file */
#define MAX_TRANSFER    (PAGE_SIZE -512)
/* MAX_TRANSFER is chosen so that the VM is not stressed by
   allocations > PAGE_SIZE and the number of packets in a page
   is an integer 512 is the largest possible packet on EHCI */
#define WRITES_IN_FLIGHT    8
/* arbitrarily chosen */

/* Structure to hold all of our device specific stuff */
struct usb_octopus {
  struct usb_device    *udev;                 /* the usb device for this device */
  struct usb_interface *interface;            /* the interface for this device */
  struct semaphore     limit_sem;             /* limiting the number of writes in progress */
  struct usb_anchor    submitted;             /* in case we need to retract our submissions */
  unsigned char        *bulk_in_buffer;       /* the buffer to receive data */
  size_t               bulk_in_size;          /* the size of the receive buffer */
  __u8                 bulk_in_endpointAddr;  /* the address of the bulk in endpoint */
  __u8                 bulk_out_endpointAddr; /* the address of the bulk out endpoint */
  int                  errors;                /* the last request tanked */
  int                  open_count;            /* count the number of openers */
  spinlock_t           err_lock;              /* lock for errors */
  struct kref          kref;
  struct mutex         io_mutex;              /* synchronize I/O with disconnect */
};
#define to_octopus_dev(d) container_of(d, struct usb_octopus, kref)

struct usb_device *device;
static struct usb_driver octopus_driver;
static void octopus_draw_down(struct usb_octopus *dev);
static struct proc_dir_entry * proc_entry;



ssize_t octopus_led_write( struct file *flip, const char __user *buff, unsigned long
len, void *data)
{
  int number;
  int count;
  unsigned char buffer[4];

  /* buff contains a ascii value of the given string (0x30 ascii for Number 1*/
  number = (int)buff[0] -0x30;
```

```
  if(number==1)
      info(„octopus: 1\n“);
  else if(number==0)
      info(„octopus: 0\n“);
  else
      info(„octopus: unkown value\n“);

  if(number==1 || number==0)
  {
      buffer[0] = CMD_IO_PIN_SET;
      buffer[1] = 0;
      buffer[2] = 3;
      buffer[3] = (unsigned char)number;
      usb_bulk_msg(device,usb_sndbulkpipe(device,1),buffer,4,&count,1000);
  }

  return len;
}

int octopus_led_read( char *page, char **start, off_t off, int count, int *eof, void *data )
{
  //int len;
  //len = sprintf(page, „\n“);
  return 0;
}




static void octopus_delete(struct kref *kref)
{
  struct usb_octopus *dev = to_octopus_dev(kref);

  usb_put_dev(dev->udev);
  kfree(dev->bulk_in_buffer);
  kfree(dev);
}

static int octopus_open(struct inode *inode, struct file *file)
{
  struct usb_octopus *dev;
  struct usb_interface *interface;
  int subminor;
  int retval = 0;

  subminor = iminor(inode);

  interface = usb_find_interface(&octopus_driver, subminor);
  if (!interface) {
      err („%s -error, can't find device for minor %d“,
           __FUNCTION__, subminor);
      retval = -ENODEV;
```

```
        goto exit;
    }

    dev = usb_get_intfdata(interface);
    if (!dev) {
        retval = -ENODEV;
        goto exit;
    }

    /* increment our usage count for the device */
    kref_get(&dev->kref);

    /* lock the device to allow correctly handling errors
     * in resumption */
    mutex_lock(&dev->io_mutex);

    if (!dev->open_count++) {
        retval = usb_autopm_get_interface(interface);
            if (retval) {
                dev->open_count--;
                mutex_unlock(&dev->io_mutex);
                kref_put(&dev->kref, octopus_delete);
                goto exit;
            }
    } /* else { //uncomment this block if you want exclusive open
        retval = -EBUSY;
        dev->open_count--;
        mutex_unlock(&dev->io_mutex);
        kref_put(&dev->kref, octopus_delete);
        goto exit;
    } */
    /* prevent the device from being autosuspended */

    /* save our object in the file's private structure */
    file->private_data = dev;
    mutex_unlock(&dev->io_mutex);

exit:
    return retval;
}


static int octopus_release(struct inode *inode, struct file *file)
{
    struct usb_octopus *dev;

    dev = (struct usb_octopus *)file->private_data;
    if (dev == NULL)
        return -ENODEV;

    /* allow the device to be autosuspended */
    mutex_lock(&dev->io_mutex);
    if (!--dev->open_count && dev->interface)
```

```
        usb_autopm_put_interface(dev->interface);
    mutex_unlock(&dev->io_mutex);

    /* decrement the count on our device */
    kref_put(&dev->kref, octopus_delete);
    return 0;
}

static int octopus_flush(struct file *file, fl_owner_t id)
{
    struct usb_octopus *dev;
    int res;

    dev = (struct usb_octopus *)file->private_data;
    if (dev == NULL)
        return -ENODEV;

    /* wait for io to stop */
    mutex_lock(&dev->io_mutex);
    octopus_draw_down(dev);

    /* read out errors, leave subsequent opens a clean slate */
    spin_lock_irq(&dev->err_lock);
    res = dev->errors ? (dev->errors == -EPIPE ? -EPIPE : -EIO) : 0;
    dev->errors = 0;
    spin_unlock_irq(&dev->err_lock);

    mutex_unlock(&dev->io_mutex);

    return res;
}

static ssize_t octopus_read(struct file *file, char *buffer, size_t count, loff_t
*ppos)
{
    struct usb_octopus *dev;
    int retval;
    int bytes_read;

    dev = (struct usb_octopus *)file->private_data;

    mutex_lock(&dev->io_mutex);
    if (!dev->interface) {        /* disconnect() was called */
        retval = -ENODEV;
        goto exit;
    }

    /* do a blocking bulk read to get data from the device */
    retval = usb_bulk_msg(dev->udev,
                usb_rcvbulkpipe(dev->udev, dev->bulk_in_endpointAddr),
                dev->bulk_in_buffer,
                min(dev->bulk_in_size, count),
                &bytes_read, 10000);
```

```
    /* if the read was successful, copy the data to userspace */
    if (!retval) {
        if (copy_to_user(buffer, dev->bulk_in_buffer, bytes_read))
            retval = -EFAULT;
        else
            retval = bytes_read;
    }

exit:
    mutex_unlock(&dev->io_mutex);
    return retval;
}

static void octopus_write_bulk_callback(struct urb *urb)
{
    struct usb_octopus *dev;

    dev = (struct usb_octopus *)urb->context;

    /* sync/async unlink faults aren't errors */
    if (urb->status) {
        if(!(urb->status == -ENOENT ||
            urb->status == -ECONNRESET ||
            urb->status == -ESHUTDOWN))
            err(„%s -nonzero write bulk status received: %d",
                __FUNCTION__, urb->status);

        spin_lock(&dev->err_lock);
        dev->errors = urb->status;
        spin_unlock(&dev->err_lock);
    }

    /* free up our allocated buffer */
    usb_buffer_free(urb->dev, urb->transfer_buffer_length,
            urb->transfer_buffer, urb->transfer_dma);
    up(&dev->limit_sem);
}

static ssize_t octopus_write(struct file *file, const char *user_buffer, size_t
count, loff_t *ppos)
{
    struct usb_octopus *dev;
    int retval = 0;
    struct urb *urb = NULL;
    char *buf = NULL;
    size_t writesize = min(count, (size_t)MAX_TRANSFER);

    dev = (struct usb_octopus *)file->private_data;

    /* verify that we actually have some data to write */
    if (count == 0)
        goto exit;
```

```
/* limit the number of URBs in flight to stop a user from using up all RAM */
if (down_interruptible(&dev->limit_sem)) {
    retval = -ERESTARTSYS;
    goto exit;
}

spin_lock_irq(&dev->err_lock);
if ((retval = dev->errors) < 0) {
    /* any error is reported once */
    dev->errors = 0;
    /* to preserve notifications about reset */
    retval = (retval == -EPIPE) ? retval : -EIO;
}
spin_unlock_irq(&dev->err_lock);
if (retval < 0)
    goto error;

/* create a urb, and a buffer for it, and copy the data to the urb */
urb = usb_alloc_urb(0, GFP_KERNEL);
if (!urb) {
    retval = -ENOMEM;
    goto error;
}

buf = usb_buffer_alloc(dev->udev, writesize, GFP_KERNEL, &urb->transfer_dma);
if (!buf) {
    retval = -ENOMEM;
    goto error;
}

if (copy_from_user(buf, user_buffer, writesize)) {
    retval = -EFAULT;
    goto error;
}

/* this lock makes sure we don't submit URBs to gone devices */
mutex_lock(&dev->io_mutex);
if (!dev->interface) {      /* disconnect() was called */
    mutex_unlock(&dev->io_mutex);
    retval = -ENODEV;
    goto error;
}

/* initialize the urb properly */
usb_fill_bulk_urb(urb, dev->udev,
        usb_sndbulkpipe(dev->udev, dev->bulk_out_endpointAddr),
        buf, writesize, octopus_write_bulk_callback, dev);
urb->transfer_flags |= URB_NO_TRANSFER_DMA_MAP;
usb_anchor_urb(urb, &dev->submitted);

/* send the data out the bulk port */
retval = usb_submit_urb(urb, GFP_KERNEL);
```

```
  mutex_unlock(&dev->io_mutex);
  if (retval) {
     err(„%s -failed submitting write urb, error %d“, __FUNCTION__, retval);
     goto error_unanchor;
  }

  /* release our reference to this urb, the USB core will eventually free it enti-
rely */
  usb_free_urb(urb);


  return writesize;

error_unanchor:
  usb_unanchor_urb(urb);
error:
  if (urb) {
     usb_buffer_free(dev->udev, writesize, buf, urb->transfer_dma);
     usb_free_urb(urb);
  }

  up(&dev->limit_sem);

exit:
  return retval;
}

static const struct file_operations octopus_fops = {
  .owner =   THIS_MODULE,
  .read =    octopus_read,
  .write =   octopus_write,
  .open =    octopus_open,
  .release = octopus_release,
  .flush =   octopus_flush,
};

/*
 * usb class driver info in order to get a minor number from the usb core,
 * and to have the device registered with the driver core
 */
static struct usb_class_driver octopus_class = {
  .name =    „octopus%d“,
  .fops =    &octopus_fops,
  .minor_base = USB_OCTOPUS_MINOR_BASE,
};

static int octopus_probe(struct usb_interface *interface, const struct usb_device_id
*id)
{
  struct usb_octopus *dev;
  struct usb_host_interface *iface_desc;
  struct usb_endpoint_descriptor *endpoint;
  size_t buffer_size;
```

```
int i;
int retval = -ENOMEM;

/* allocate memory for our device state and initialize it */
dev = kzalloc(sizeof(*dev), GFP_KERNEL);
if (!dev) {
    err(„Out of memory");
    goto error;
}
kref_init(&dev->kref);
sema_init(&dev->limit_sem, WRITES_IN_FLIGHT);
mutex_init(&dev->io_mutex);
spin_lock_init(&dev->err_lock);
init_usb_anchor(&dev->submitted);

dev->udev = usb_get_dev(interface_to_usbdev(interface));
device = usb_get_dev(interface_to_usbdev(interface));
dev->interface = interface;

/* set up the endpoint information */
/* use only the first bulk-in and bulk-out endpoints */
iface_desc = interface->cur_altsetting;
for (i = 0; i < iface_desc->desc.bNumEndpoints; ++i) {
    endpoint = &iface_desc->endpoint[i].desc;

    if (!dev->bulk_in_endpointAddr &&
        usb_endpoint_is_bulk_in(endpoint)) {
        /* we found a bulk in endpoint */
        buffer_size = le16_to_cpu(endpoint->wMaxPacketSize);
        dev->bulk_in_size = buffer_size;
        dev->bulk_in_endpointAddr = endpoint->bEndpointAddress;
        dev->bulk_in_buffer = kmalloc(buffer_size, GFP_KERNEL);
        if (!dev->bulk_in_buffer) {
            err(„Could not allocate bulk_in_buffer");
            goto error;
        }
    }

    if (!dev->bulk_out_endpointAddr &&
        usb_endpoint_is_bulk_out(endpoint)) {
        /* we found a bulk out endpoint */
        dev->bulk_out_endpointAddr = endpoint->bEndpointAddress;
    }
}
if (!(dev->bulk_in_endpointAddr && dev->bulk_out_endpointAddr)) {
    err(„Could not find both bulk-in and bulk-out endpoints");
    goto error;
}

/* save our data pointer in this interface device */
usb_set_intfdata(interface, dev);

/* we can register the device now, as it is ready */
```

```
    retval = usb_register_dev(interface, &octopus_class);
    if (retval) {
        /* something prevented us from registering this driver */
        err(„Not able to get a minor for this device.“);
        usb_set_intfdata(interface, NULL);
        goto error;
    }

    /* let the user know what node this device is now attached to */
    info(„USB Octopus device now attached to USBOctopus-%d“, interface->minor);
    return 0;

error:
    if (dev)
        /* this frees allocated memory */
        kref_put(&dev->kref, octopus_delete);
    return retval;
}

static void octopus_disconnect(struct usb_interface *interface)
{
    struct usb_octopus *dev;
    int minor = interface->minor;

    dev = usb_get_intfdata(interface);
    usb_set_intfdata(interface, NULL);

    /* give back our minor */
    usb_deregister_dev(interface, &octopus_class);

    /* prevent more I/O from starting */
    mutex_lock(&dev->io_mutex);
    dev->interface = NULL;
    mutex_unlock(&dev->io_mutex);

    usb_kill_anchored_urbs(&dev->submitted);

    /* decrement our usage count */
    kref_put(&dev->kref, octopus_delete);

    info(„USB Octopus #%d now disconnected“, minor);
}

static void octopus_draw_down(struct usb_octopus *dev)
{
    int time;

    time = usb_wait_anchor_empty_timeout(&dev->submitted, 1000);
    if (!time)
        usb_kill_anchored_urbs(&dev->submitted);
}

static int octopus_suspend(struct usb_interface *intf, pm_message_t message)
```

```
{
  struct usb_octopus *dev = usb_get_intfdata(intf);

  if (!dev)
     return 0;
  octopus_draw_down(dev);
  return 0;
}

static int octopus_resume (struct usb_interface *intf)
{
  return 0;
}

static int octopus_pre_reset(struct usb_interface *intf)
{
  struct usb_octopus *dev = usb_get_intfdata(intf);

  mutex_lock(&dev->io_mutex);
  octopus_draw_down(dev);

  return 0;
}

static int octopus_post_reset(struct usb_interface *intf)
{
  struct usb_octopus *dev = usb_get_intfdata(intf);

  /* we are sure no URBs are active -no locking needed */
  dev->errors = -EPIPE;
  mutex_unlock(&dev->io_mutex);

  return 0;
}

static struct usb_driver octopus_driver = {
  .name =    „octopus",
  .probe =   octopus_probe,
  .disconnect = octopus_disconnect,
  .suspend = octopus_suspend,
  .resume =  octopus_resume,
  .pre_reset =  octopus_pre_reset,
  .post_reset = octopus_post_reset,
  .id_table =   octopus_table,
  .supports_autosuspend = 1,
};

static int __init usb_octopus_init(void)
{
  int result;

  /* register this driver with the USB subsystem */
  result = usb_register(&octopus_driver);
  if (result)
```

```
        err(„usb_register failed. Error number %d“, result);

    /* create proc entry */
    proc_entry = create_proc_entry(„octopus_led“,0777,NULL);
    if(proc_entry!=NULL)
    {
        proc_entry->read_proc = octopus_led_read;
        proc_entry->write_proc = octopus_led_write;
        proc_entry->owner = THIS_MODULE;
    } else
    {
        info(„octopus: Couldn‘t create proc entry\n“);
    }

    return result;
}

static void __exit usb_octopus_exit(void)
{
    /* deregister this driver with the USB subsystem */
    usb_deregister(&octopus_driver);

    /* remove proc entry */
    remove_proc_entry(„octopus_led“,&proc_root);
}

module_init(usb_octopus_init);
module_exit(usb_octopus_exit);

MODULE_LICENSE(„GPL“);
```

# Abkürzungsverzeichnis

| | |
|---|---|
| USB | Universal Serial Bus |
| GNU | GNU is not Unix |
| TCP | Transmission Control Protocol |
| OSI | Open Systems Interconnection Model |
| ISDN | Integrated Services Digital Network |
| TX | Transmit |
| RX | Receive |
| FIFO | First In First Out |
| IRQ | Interrup Request |
| CAN | Controller Area Network |
| I2C | Inter-Integrated Circuit |
| SPI | Serial Peripheral Interface |
| PWM | Puls Weitem Modulation |
| EEPROM | Electrically Erasable Programmable Read-only Memory |
| LED | Lumineszenz-Diode |
| AD | Analog Digital |
| TQFP | Thin Quad Flat Package |

# Symbolverzeichnis

| | |
|---|---|
| *Kursiver Text* | Pseudocode, Befehle, Verzeichnisse |
| (Text in Klammen) | Hinweis oder Kommentar |
| Quelltext | Quelltexte, Beispielprogramme |

# Stichwortverzeichnis

## Symbole



## A



## B



## C



## D

## J



## K



## L



## M



## N



## O

## P



## Q

## R



## S



## T



## U

## V



## W



## Y



## Z

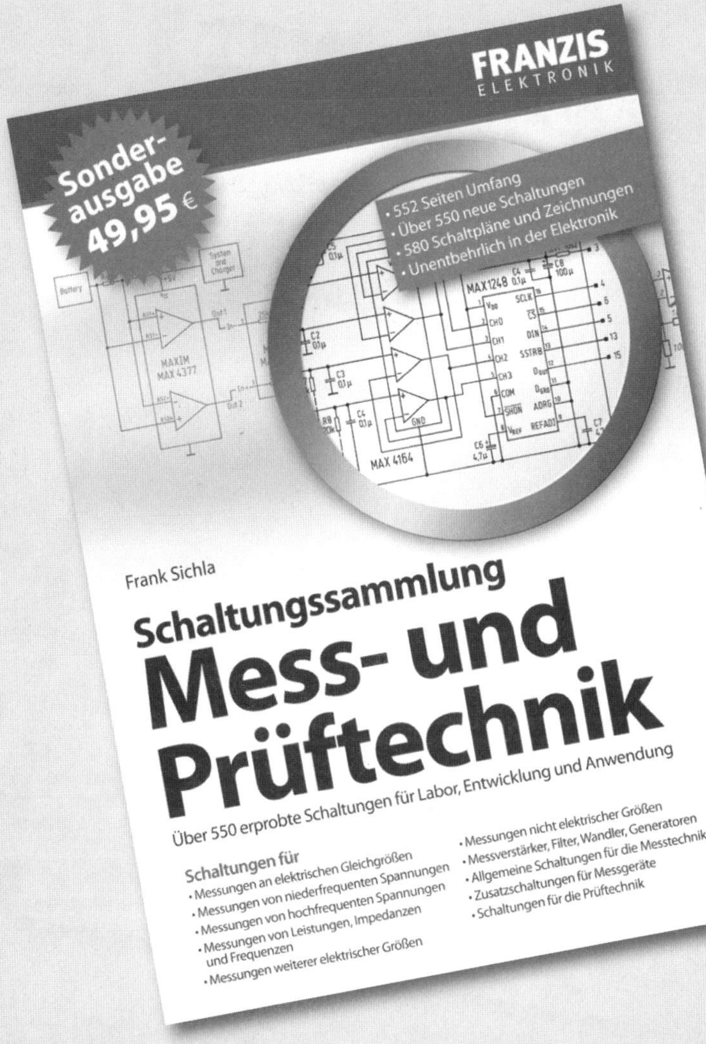
FRANZIS
ELEKTRONIK
Sonder-
ausgabe
49,95 €
• 552 Seiten Umfang
• Über 550 neue Schaltungen
• 580 Schaltpläne und Zeichnungen
• Unentbehrlich in der Elektronik
Frank Sichla
Schaltungssammlung
Mess- und
Prüftechnik
Über 550 erprobte Schaltungen für Labor, Entwicklung und Anwendung
Schaltungen für
• Messungen an elektrischen Gleichgrößen
• Messungen von niederfrequenten Spannungen
• Messungen von hochfrequenten Spannungen
• Messungen von Leistungen, Impedanzen und Frequenzen
• Messungen weiterer elektrischer Größen
• Messungen nicht elektrischer Größen
• Messverstärker, Filter, Wandler, Generatoren
• Allgemeine Schaltungen für die Messtechnik
• Zusatzschaltungen für Messgeräte
• Schaltungen für die Prüftechnik

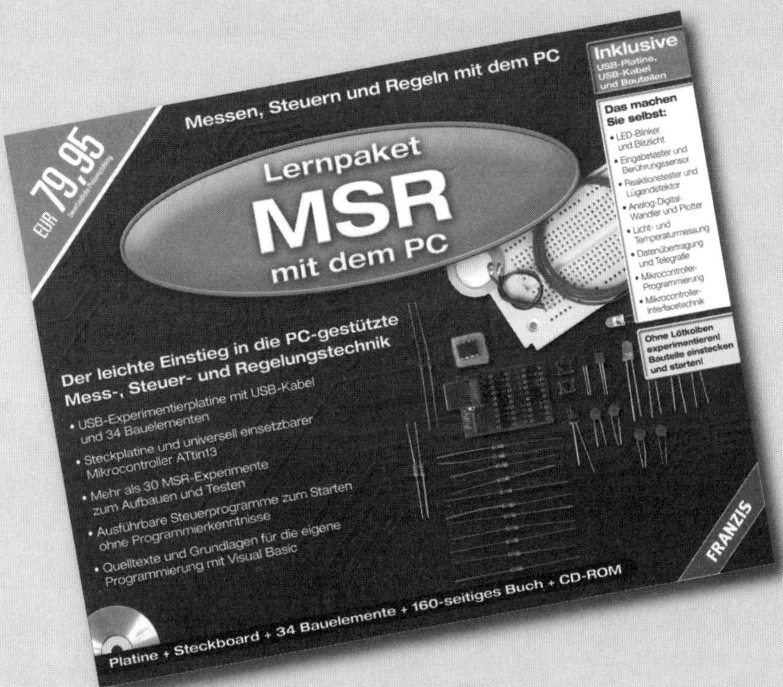


**Das Messen, Steuern und Regeln spielen nicht nur im industriellen Umfeld, sondern auch im alltäglichen Leben eine wachsende Rolle: von der Lichtsteuerung über die Alarmanlage bis zur Heizungssteuerung. Hier arbeiten meist Mikrocontroller, Rechnersysteme oder PCs. Wer sich in dieses Aufgabenfeld einarbeiten will, benötigt Kenntnisse im Bereich Elektronik und Programmierung. Dieses Lernpaket vermittelt die erforderlichen Grundkenntnisse mit einfachen und spannenden Experimenten.**

**Themen und Experimente:**

- Digitale Ausgänge steuern
- Ansteuerung von LEDs
- Digitale Eingänge und Sensoren abfragen
- Zeitmessung und digitale Zähler
- Analog-Digital-Wandler und Plotter
- Licht- und Temperaturmessung
- Hautwiderstandsmessung und Lügendetektor
- Signalgeneratoren und PWM-Steuerung
- Frequenz- und Pulslängenmessung
- Serielle Datenübertragung

# Lernpaket MSR mit dem PC

2009; Platine, Steckboard, 34 Bauelemente, CD-ROM, 160-seitiges Buch

ISBN 978-3-7723-**4380-3** **€ 79,95**

**Besuchen Sie uns im Internet – www.elo-web.de**